PETER WALKER

DAS ENTSPANNTE BABY

**Mehr Wohlbefinden für Ihr Kind
durch Massage und Gymnastik**

KÖSEL

Übersetzung aus dem Englischen: Ingeborg Andreas-Hoole,
München. Die Originalausgabe erschien unter dem Titel
„Baby Relax. A parent's guide to baby massage and baby gymnastics"
bei Unwin Hyman, London.

CIP- Titelaufnahme der Deutschen Bibliothek

Walker, Peter:
Das entspannte Baby: mehr Wohlbefinden für Ihr Kind durch Massage u.
Gymnastik/Peter Walker. [Übers. aus d. Engl.: Ingeborg Andreas-Hoole].
– München : Kösel, 1989.
Einheitssacht.: Baby Relax <dt.>
ISBN 3-466-30289-7

Copyright © 1985 by Peter Walker
Fotos © 1985 by Dorothée von Greiff
© 1989 für die deutsche Ausgabe by Kösel-Verlag GmbH & Co., München
Printed in Germany. Alle Rechte vorbehalten
Satz: Utesch Satztechnik GmbH, Hamburg
Druck und Bindung: Kösel, Kempten
Umschlag: Elisabeth Petersen, Glonn
Umschlagfoto: P. M. Goulet, Paris
ISBN 3-466-30289-7

Inhalt

Vorwort

Heute haben wir klarer erkannt als je zuvor, wie wichtig es für unsere Gesundheit und Vitalität ist, körperlich entspannt und aktiv zu sein. Für unsere Jüngsten ist das sogar besonders wichtig, denn viele Störungen bei Kindern, Jugendlichen und Erwachsenen haben ihre Wurzeln in Streß, Spannungen und ungelösten Traumata aus dem frühesten Lebensabschnitt. Als praktizierender Osteologe habe ich den Eindruck, daß eine ständig wachsende Zahl von Menschen wegen Muskel- und Gelenkstörungen und ähnlichen Leiden den Arzt aufsuchen muß. Betroffen sind die Sportlichen, die eine der vielen populären Sportarten ausüben, ganz genauso wie die weniger Aktiven mit sitzender Lebensweise; und das in allen Altersgruppe.

Viele unserer Kinder, die ansonsten gesund sind, zeigen Anzeichen einer steifen Wirbelsäule, ungelenkige Hüften, verspannte Schultern und verschiedene Haltungsstörungen, bedingt durch Gelenke und Muskeln, die ihre Geschmeidigkeit und Elastizität verloren haben oder zu verlieren beginnen. Kinder wie Erwachsene erleiden Schäden durch schlechte Haltung und ungenügendes Zusammenspiel im Körper oder dadurch, daß sie bei körperlicher Aktivität nicht merken, wenn sie sich überanstrengen. Bis zu einem gewissen Grad kann dieses mangelhafte Körperbewußtsein auf einen Mangel an Bewegung und Körperkontakt kurz nach der Geburt und im Säuglingsalter zurückgehen. Als Reaktion auf alltäglichen wie auf traumatischen Streß spannen Babys ständig ihre Muskeln an und machen die Gelenke steif, was möglicherweise zu »Steifheit« und Haltungsschäden in der späteren Kindheit führt. Mit den Jahren wird es immer schwieriger, solchen Versteifungen entgegenzuarbeiten: Der Weg von verspannten Bauchmuskeln zu einem steifen Rückgrat ist kurz.

Tun wir genug, um die körperlichen Bedürfnissen unserer Jüngsten zu erfüllen? Sollten wir uns nicht ernster darum kümmern, wie fit der Organismus unserer Babys und Kleinkinder ist? Wenn wir ihre Verspannungen bemerken, könnten wir dann nicht etwas Wirkungsvolleres dagegen tun? Sobald wir den Weg dazu kennen, sollten wir wirklich mehr unternehmen, um das gesunde Funktionieren der kleinen Muskeln und Gelenke aktiv zu unterstützen! Nehmen wir doch den Auswirkungen von Streß und Trauma gleich im Entstehen ihre Spitze! Sorgen wir dafür, daß Haltungsfehler, organische Schäden und Verletzungen später eine möglichst geringe Chance haben!

Dieses Buch wird Ihnen dabei helfen, Ihr Kind den ersten Schritt in die richtige Richtung gehen zu lassen, so daß es einen strukturell gesunden Körper mit einer guten Haltung entwickeln kann und obendrein in den Genuß der damit verbundenen segensreichen Auswirkungen kommt. Mit diesem Buch werden Sie Ihrem Kind dabei helfen können, kräftige, flexible Gelenke und Muskeln zu entwickeln, und seine Fähigkeit fördern, all die kleineren Belastungen und Anspannungen, die im ersten Lebensabschnitt so zahlreich sind, »locker« zu nehmen. Das Buch wird dabei helfen, Körperbewußtsein und Vertrauen in den eigenen Körper aufzubauen. Was dabei zu tun ist, entspricht den jeweiligen Phasen der frühkindlichen Entwicklung und unterstützt sie. Der Autor begleitet alle Entwicklungsschritte und ihre Übergangsphasen, vom Liegen zum Sitzen, Krabbeln, Stehen bis zum Laufen. Die körpergerechten Haltungen sorgen für Wohlbefinden; die Massage beruhigt und entspannt, hält die Muskeln geschmeidig, regt den Kreislauf an und stärkt das Gefühl körperlicher Sicherheit. Die Übungen erhalten und fördern Flexibilität und Kraft und legen den Grundstein zu einer guten Haltung.

Die Methode dazu ist einfach, leicht zu erlernen und sanft. Sie werden schnell erkennen, daß Sie das Massieren sozusagen in Ihren Fingerspitzen haben. Die Bewegungen sind ganz elementar. Nichts ist erkünstelt; Sie machen alles spielerisch und frei.

In Peter Walkers Workshops spürt man die Freunde der Babys und Eltern und das Vergnügen, das sie bei der Berührung und dem Miteinander erleben. Dieses bezaubernde Buch bereichert die Eltern-Kind-Beziehung um eine neue Dimension. Es leuchtet ein, daß wir bei allen Präventivmaßnahmen an der Basis beginnen müssen. Dieses Buch ist eine Investition für die Gesundheit Ihres Kinder, jetzt und in Zukunft.

Es ist außerordentlich lehrreich, Peter Walker bei der Arbeit zuzusehen. Seine Erfahrung und sein Verständnis der körperlichen Bedürfnisse unserer Kleinsten nehmen auf diesen Seiten Gestalt an. Vom ärztlichen Standpunkt aus ist dieses Buch sehr wertvoll: Aussage und Absicht sind ebenso gewichtig wie der Ansatz spielerisch und lustbetont. Das Buch leistet einen lang erwarteten, dringend nötigen Beitrag zum richtigen Umgang mit Babys, der sich bis weit ins Erwachsenenleben auswirkt. Wenn wir uns diese Einsichten zu eigen machen, stehen die Chancen gut, daß in der nächsten Generation die Zahl derer, die wahrscheinlich ärztliche Behandlung brauchen, geringer sein wird.

John Stirk, Facharzt für Osteologie

Einführung

Erfahrung und kluge Beobachtung beweisen es: Das Neugeborene ist beileibe kein Wesen, bei dem Außenreize keine Gefühle oder Reaktionen hervorrufen. Im Gegenteil, es ist ein äußerst sensibles Geschöpf, das auf Körperkontakt und Zuwendung emotional wie physisch reagiert.

Körperkommunikation – Bewegung und Berührung – ist die allererste Möglichkeit Ihres Babys, sich auszudrücken und mitzuteilen. Ihre große Bedeutung zeigt sich in der ersten Lebensstunde, in der enger Körperkontakt das Band der Mutter-Kind-Beziehung festigt. Die nächsten achtzehn Monate bleibt das Kind stark körperorientiert, wenn es berühren, greifen, sitzen, krabbeln, stehen und laufen lernt und überhaupt alle Bewegungen und Tätigkeiten nachahmt, die es bei anderen sieht.

Für den Körper ist dies die prägendste Zeit des ganzen Lebens, in der das Kind am empfänglichsten und anpassungsfähigsten ist. In dieser Zeit können richtig informierte Eltern in ihrem Kind das Gefühl körperlicher Sicherheit wecken und es lehren, wie es einen entspannten und geschmeidigen, gut strukturierten Körper behält.

Halt und Berührung

Zuerst sind die meisten Eltern und besonders die Väter etwas ängstlich, ob sie ihr Baby überhaupt richtig halten und mit ihm spielen können. Es ist begreiflich, daß ihnen ihr Kind zart und zerbrechlich vorkommt, und deshalb sind die ersten Annäherungsversuche oft etwas »hölzern«. Dabei hat ihr Neugeborenes bereits so etwas wie eine handfeste Massage hinter sich. Die Kontraktionen der Gebärmutter und des Geburtskanals seiner Mutter haben es von Kopf bis Fuß gedehnt, gedrückt und durchgeknetet. Davon hat sich das Baby jetzt erholt und ist biegsam und elastisch.

Nun sind verschiedenste Formen der Berührung möglich, vom sanften Streicheln bis zum kräftigeren Rubbeln, als natürlicher Ausdruck des Wunsches der Eltern, ihr Kind zu umsorgen und mit ihm zu spielen. Diese Art der Baby Kontaktmassage ist ein konstruktives Liebkosen, durch das Eltern und Baby einander spüren, »begreifen« lernen. Sie stößt bei Babys aller Altersstufen auf Begeisterung – je jünger, desto besser, da die Winzlinge um so stärker darauf anspre-

9

chen –, und es erwächst daraus eine intensivere Art des Berührens, eine vertrauensvollere, erfülltere Beziehung. Babys sind sehr angetan von dieser Form, Zuneigung auszudrücken: Sie bekommen dadurch genau die Stimulation, die sie brauchen, um ihre Körperbewegungen zu koordinieren. Erleichtert wird die Sache dadurch, daß das neugeborene Baby meist eine von drei Grundhaltungen einnimmt.

Babymassage ist ein Wundermittel, das bei vielen der kleineren Wehwehchen der Kindheit hilft. Sie besänftigt und beruhigt und eignet sich wunderbar dazu, den kindlichen Schlaf zu vertiefen und damit alle Wohltaten der Entspannung noch zu fördern. Sie kann Spannungen abbauen, seelische Belastungen mildern und die leichten Verdauungsstörungen lindern, die im frühen Säuglingsalter so häufig vorkommen.

Babymassage ist die ideale Einführung in die Babygymnastik. Das ist eine behutsame Art des Spielens, die den bemerkenswerten kindlichen Bewegungsspielraum voll ausschöpft und damit für die Kräftigung eines geschmeidigen, gut koordinierten Körpers sorgt.

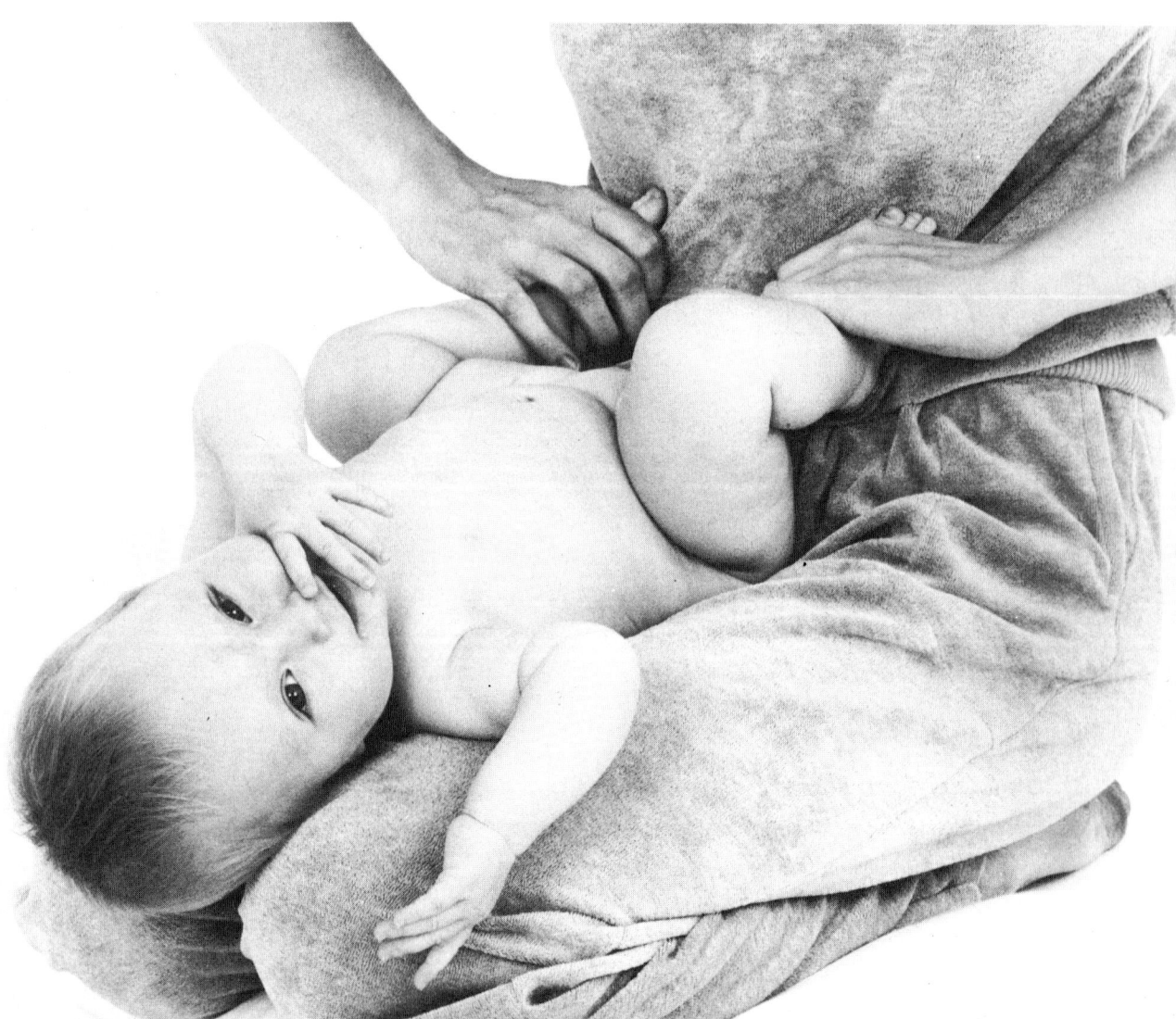

Massage und Bewegung

In den ersten zwei bis drei Lebensmonaten wendet sich das Baby seiner neuen Welt allmählich voll zu. Bei der Geburt verläßt es seine zusammengekauerte Fötushaltung, entfaltet sich, hebt den Kopf, streckt die Wirbelsäule und dehnt die Muskeln, so daß sich die Gelenke öffnen. Das ist der Zeitpunkt, zu dem vorausblickende Eltern in ihrem Kind den Keim zu Gesundheit und körperlicher Leistungsfähigkeit pflanzen können. Wenn Ihr Baby jetzt Gymnastik macht, fördert das die Ausbildung entspannter Kraft und Flexibilität. Dazu vertieft sich die Eltern-Kind-Beziehung, und die Bedürfnisse des Kindes nach Bewegung und Körperkontakt werden leichter erfüllt.

Babygymnastik macht die Eltern mit dem Bewegungsspielraum ihres Kindes vertraut und bietet eine Kontrollmöglichkeit, mit deren Hilfe sich die Eltern vergewissern können, daß die in der frühen Kindheit so häufigen Plumpser und Stürze die Beweglichkeit ihrer Kinder nicht bleibend schädigen. Das Kleinkind ist mutig und abenteuerlustig und besitzt den angeborenen Drang, alle Möglichkeiten des Aktivseins auszuprobieren, die ihm seine jeweilige Entwicklungsphase gerade erlaubt. Wer mit seinem Kind Babygymnastik macht, kann diese Haltung ruhig ermutigen, denn er wird den Fähigkeiten seines Kindes vertrauen und an sie glauben.

Babygymnastik und Babymassage sind beide therapeutische Formen des Spiels, die darauf abzielen, Gesundheit und körperliche Leistungsfähigkeit bei gleichzeitiger Entspanntheit zu fördern. Diese Spielformen werden den Eltern dabei helfen, die täglichen körperlichen Bedürfnisse ihres Kindes zu erfüllen, und geben dem Kind selbst die Möglichkeit, seinen Bewegungsdrang auszuagieren.

Babymassage und Babygymnastik sind nicht etwas, was Sie an Ihrem Kind vollziehen, sondern etwas, was Sie *mit* dem Kind zusammen machen. Beides wird zu einem herrlich kommunikativen Spiel, wenn das Kind voll mitmachen kann und dabei Ihre Berührung als Ausdruck Ihrer Liebe erfährt.

1
Die körperliche Entwicklung Ihres Kindes

Auf der ganzen Welt entwickeln sich die Kinder aller Kulturen nach demselben Muster. Jedes Kind hat dieselben sogenannten primitiven Reflexe, und jedes Kind verliert diese Reflexe, sobald es Kontrolle über seine Bewegungen gewinnt. Jedes Kind streckt sich in dem Maße, wie es kräftiger wird, und zwar beginnt dieses Erstarken der Muskeln beim Kopf und setzt sich nach unten fort: Zuerst lassen sich die Bewegungen von Kopf und Hals koordinieren, dann die Arme und Schultern, und erst danach die Beine und Füße. Jedes Kind sitzt, bevor es richtig krabbelt, und krabbelt, bevor es steht und läuft.

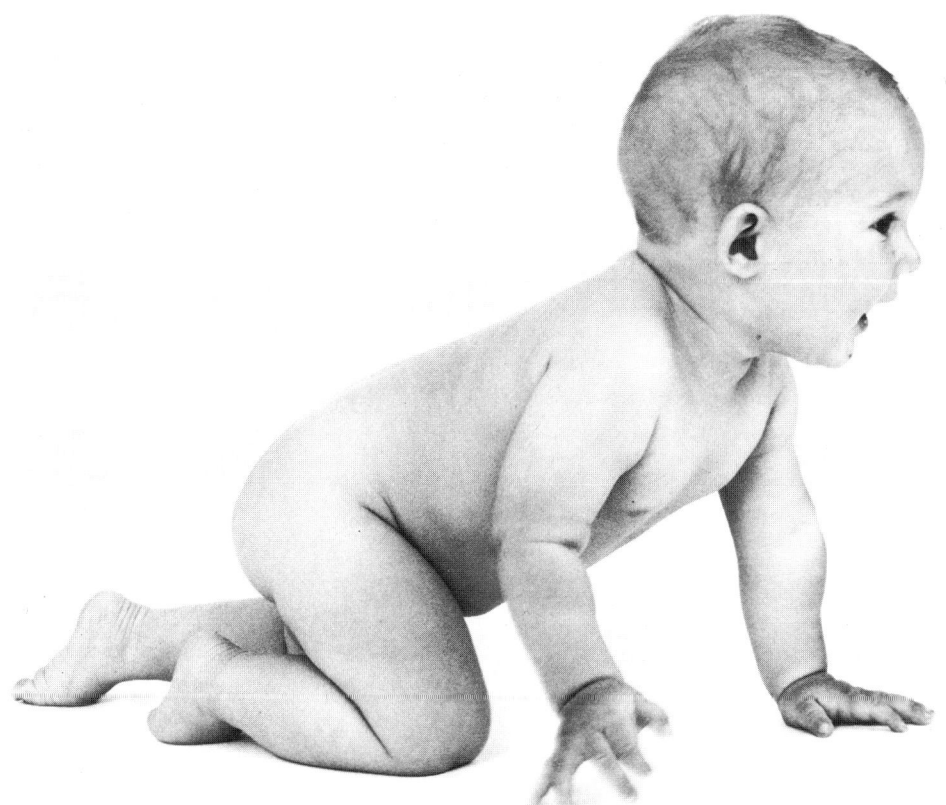

Die Entwicklung Ihres Kindes ist ein kontinuierliches Voranschreiten, bei dem es eine Fähigkeit nach der anderen erwirbt, und auch bei noch so gutem Zureden wird Ihr Kind keinen relevanten Entwicklungsschritt tun, bevor nicht sein Nervensystem signalisiert, daß es emotional und körperlich dazu fähig ist. Diese Entwicklungsfolge ist ein natürliches Instinktmuster, und Sie haben auf die Abfolge keinen Einfluß, noch sollten Sie Ihr Kind drängeln, eine bestimmte Phase schneller zu durchlaufen. Einige Kinder sitzen spät und krabbeln früh, andere krabbeln früh und stehen spät und so weiter. Das Kind muß sich mit jeder Phase durch und durch vertraut machen, bevor es zur nächsten übergehen kann. Und wie bei allem, was lebt und wächst, wird Ihr Baby prächtig gedeihen, wenn es eine gute Umgebung, richtige Orientierung und liebevolle Fürsorge vorfindet.

Das Neugeborene fühlt, sieht, hört, schmeckt, saugt und schluckt. Es schläft viel und liegt dabei in einer oder mehreren der drei Grundpositionen:

Auf dem Rücken

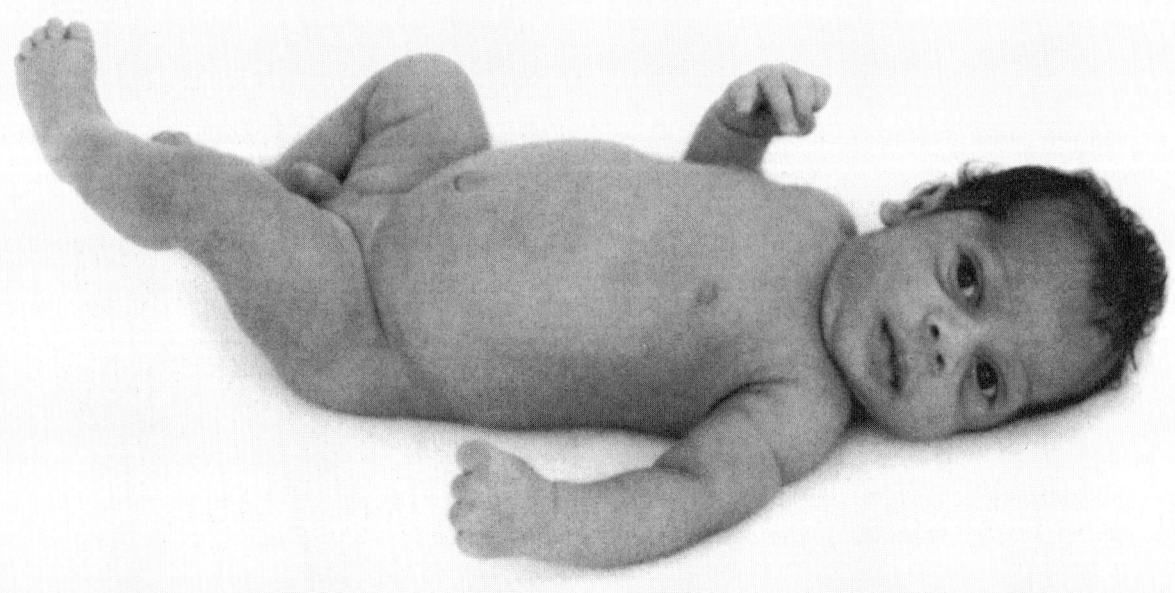

Auf der Seite

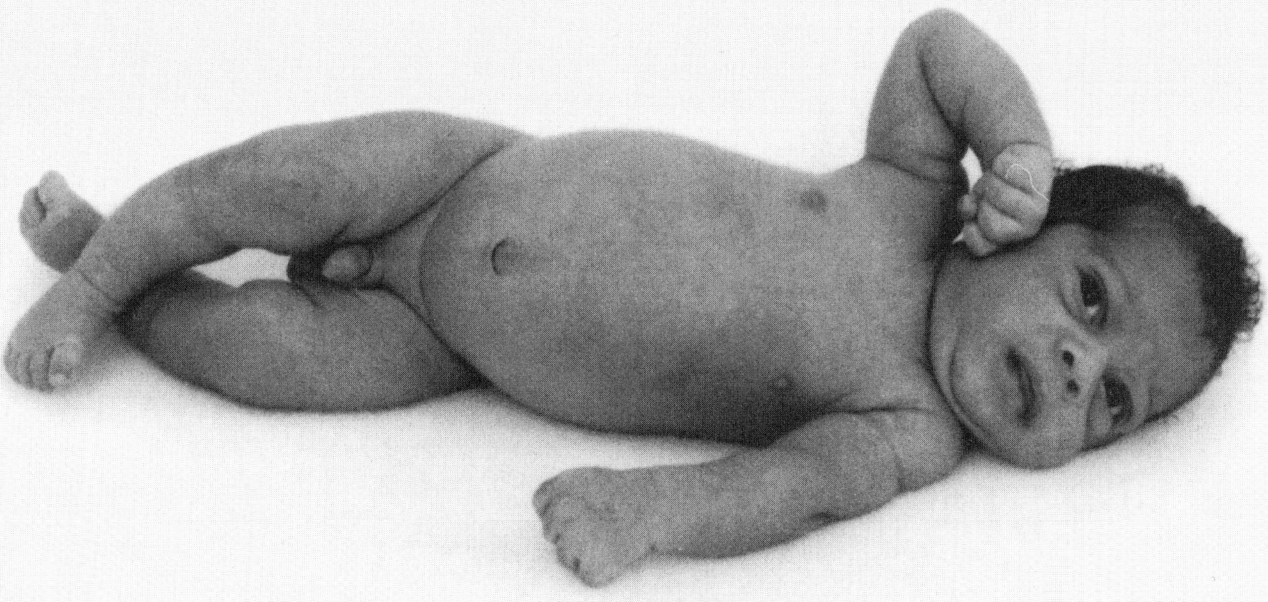

Auf dem Bauch

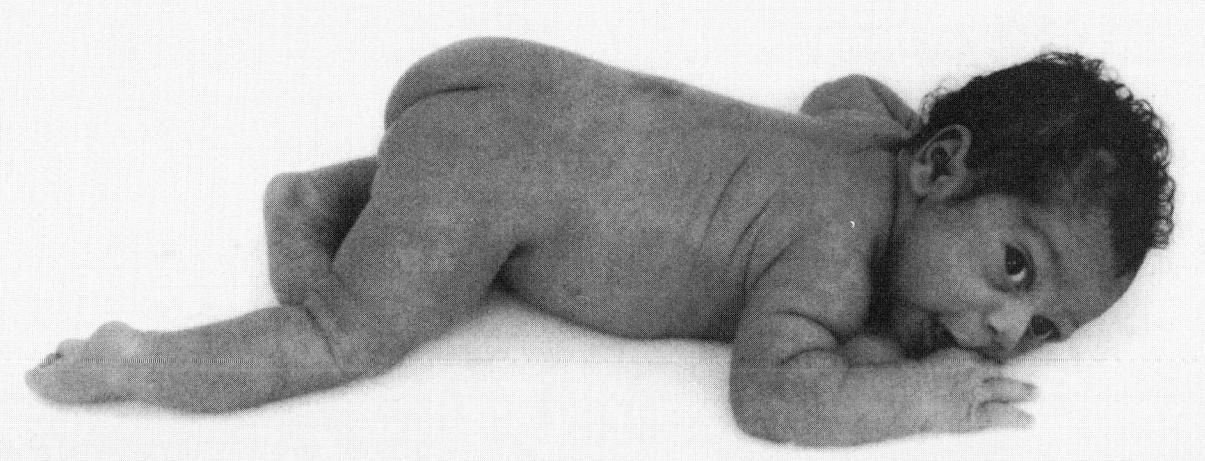

Die Stellung, die Ihr Baby am bequemsten findet, ist für es die beste, doch spricht einiges dafür, daß Sie Ihrem Baby die Bauchlage anbieten. Erstens bedeutet das, daß der gesamte kindliche Körper – Kopf, Rumpf, Arme, Beine, Hände und Füße – mit der Liegefläche Kontakt haben. Zweitens ist diese Stellung sicher und beruhigend, und aufgestoßene Milch kann nicht wieder in den Hals zurückfließen. Drittens tut diese Stellung den Verdauungsorganen gut, da die Bauchmuskeln dabei sanft gedehnt und entspannt werden. Wenn Sie Ihr Baby auf den Bauch legen, wird es auch nicht so leicht wund, da der Urin dann nach unten direkt in die Windel abfließt und nicht nach oben, über die Haut.

Die Bauchlage harmoniert mit der Entwicklung Ihres Babys, da sie es dazu anregt, den Kopf zu heben, was Nacken und Wirbelsäule kräftigt. Sie fördert die Flexibilität der Wirbelsäule und vertieft die Atmung des Babys, da die Aufwärtsbewegung den Bauch und den Brustkorb dehnen und entspannen. Da Ihr Kind so viel Zeit in einer Ruheposition verbringt, ist es unbedingt erforderlich, daß Sie es in der Stellung ruhen lassen, die es am bequemsten findet. Vielleicht akzeptiert es die Bauchlage leichter, wenn Sie es vorher ein paar Minuten auf der Seite liegen lassen.

Mehrere Bewegungen, die das Neugeborene ausführen kann, sind Reaktionen auf bestimmte Reize. Diese Reaktionen oder *Reflexe* spielen eine wichtige Rolle dabei, das Überleben des ganz kleinen Säuglings zu sichern und die Mutter-Kind-Beziehung herzustellen. Im Laufe der Entwicklung werden diese Reflexbewegungen des Neugeborenen von bewußt gesteuerten Bewegungen abgelöst; das dauert gewöhnlich mehrere Monate. Die Bedeutung vieler solcher Reflexe ist offensichtlich: Kommt zum Beispiel die Wange des Babys mit der Brust der Mutter in Berührung, dreht es instinktiv den Kopf zur Brust und saugt, wenn der Mund auf die Brustwarze trifft. Werden die Handflächen und Fußsohlen berührt und gestreichelt, greifen die Finger instinktiv, und die Zehen krallen sich ein. Diese Reaktion kann dem Baby dazu dienen, sich an seiner Mutter einen festeren Halt zu verschaffen, wenn es gehalten und getragen wird. Erschrickt das Neugeborene, streckt es instinktiv Arme und Beine von sich und zieht sie dann wie in dem Versuch wieder ein, die Mutter zu umarmen, bei ihr Schutz und Trost zu suchen.

Wenn ein sehr junger Säugling auf den Bauch gelegt wird, hebt und dreht er den Kopf. Diese ebenfalls instinktgesteuerte Bewegung sorgt dafür, daß das Neugeborene in dieser Lage frei atmen kann. Wenn es so gehalten wird, daß es steht, macht es instinktiv Laufschritte. Das Baby verfügt noch über eine Anzahl weiterer Reflexbewegungen, manche davon zum Selbstschutz. Anders als bei den meisten Erwachsenen und älteren Kindern löst auch Freude starke körperliche Reaktionen aus: die Babys atmen schneller, reißen die Augen weit auf und rudern heftig mit Armen und Beinen.

Weil Babys in so hohem Maß reflexhaft reagieren, sind ihre Bewegungen meist steif und ruckartig. Wenn Sie Ihr Baby in dieser Zeit massieren, kann das auch die körperliche Koordinationsfähigkeit unterstützen, und wenn sich das Kind entspannt, werden seine Bewegungen runder.

Im Alter von etwa drei bis sieben Monaten stützt sich ein Baby, das auf dem Bauch liegt, mit den Armen und Händen vor dem Körper auf und versucht, so weit wie möglich herumzuschauen. Je mehr der Nacken und die obere Rückenpartie erstarken, desto höher hält es den Kopf, und wenn die Arme kräftiger werden, hebt es Schultern und Brust vom Boden ab. Jetzt kann es den Kopf immer besser kontrollieren, und stützt man das Baby so ab, daß es sitzt, kippt der Kopf nicht mehr von einer Seite zur anderen, sondern wird ruhig gehalten. Liegt das Baby auf dem Bauch, hebt und dreht es den Kopf von einer Seite zur anderen, so daß es mehr von seiner Umgebung wahrnehmen kann.

Jetzt wird Ihr Kind schnell lernen, sich von einer Seite auf die andere zu rollen, und wird seine Fähigkeit, den Kopf zu drehen, dazu benutzen, um Schwung zu holen und sich ganz herumzurollen. Lassen Sie nun Ihr Kind nicht mehr unbeaufsichtigt irgendwo oben liegen.

Sobald obere Rückenpartie, Nacken und Kopf soweit gekräftigt und koordinierbar sind, sollte Ihr Baby bereit sein, Sitzhaltungen auszuprobieren, wenn Sie es dabei abstützen.

Die *erste Position* sorgt dafür, daß die Beine Ihres Babys an den Hüftgelenken eine gute Haltung im Verhältnis zum Oberkörper entwickeln. Mit Hilfe dieser Position bleibt die Beweglichkeit der Hüften und Knie erhalten; sie ist für diese Entwicklungsphase geradezu ideal. Diese Position wird es Ihrem Baby ermöglichen, sich zu gegebener Zeit ohne Hilfe aufzusetzen. Außerdem kräftigt sie Hände, Arme, Schultern, Rücken und Wirbelsäule.

Setzen Sie sich bequem hin und stellen Sie die Beine auf. Legen Sie Ihr Baby auf Ihre Oberschenkel. Reden Sie sanft mit ihm, singen Sie ihm etwas vor; wiegen Sie es sacht von einer Seite zu anderen. Dann öffnen Sie seine Knie und legen seine Fußsohlen aneinander.

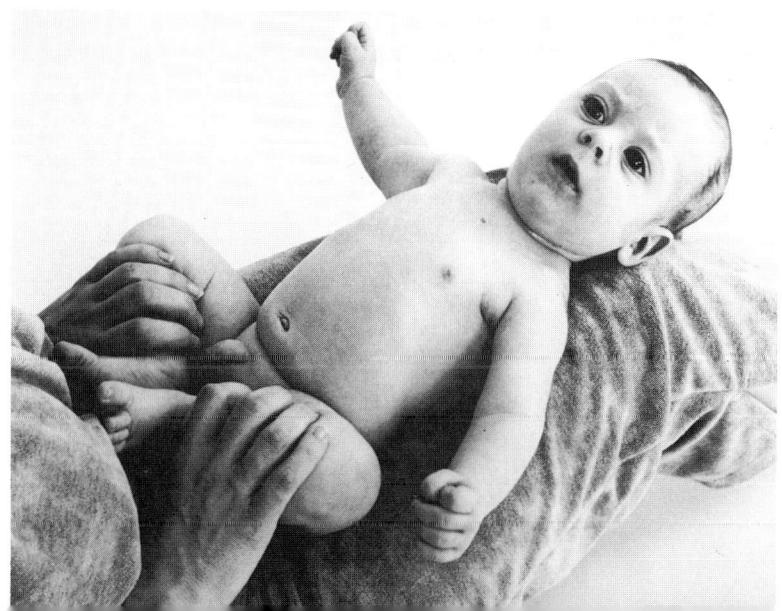

Ziehen Sie die Beine etwas an,
so daß Ihr Baby aufrechter sitzt.

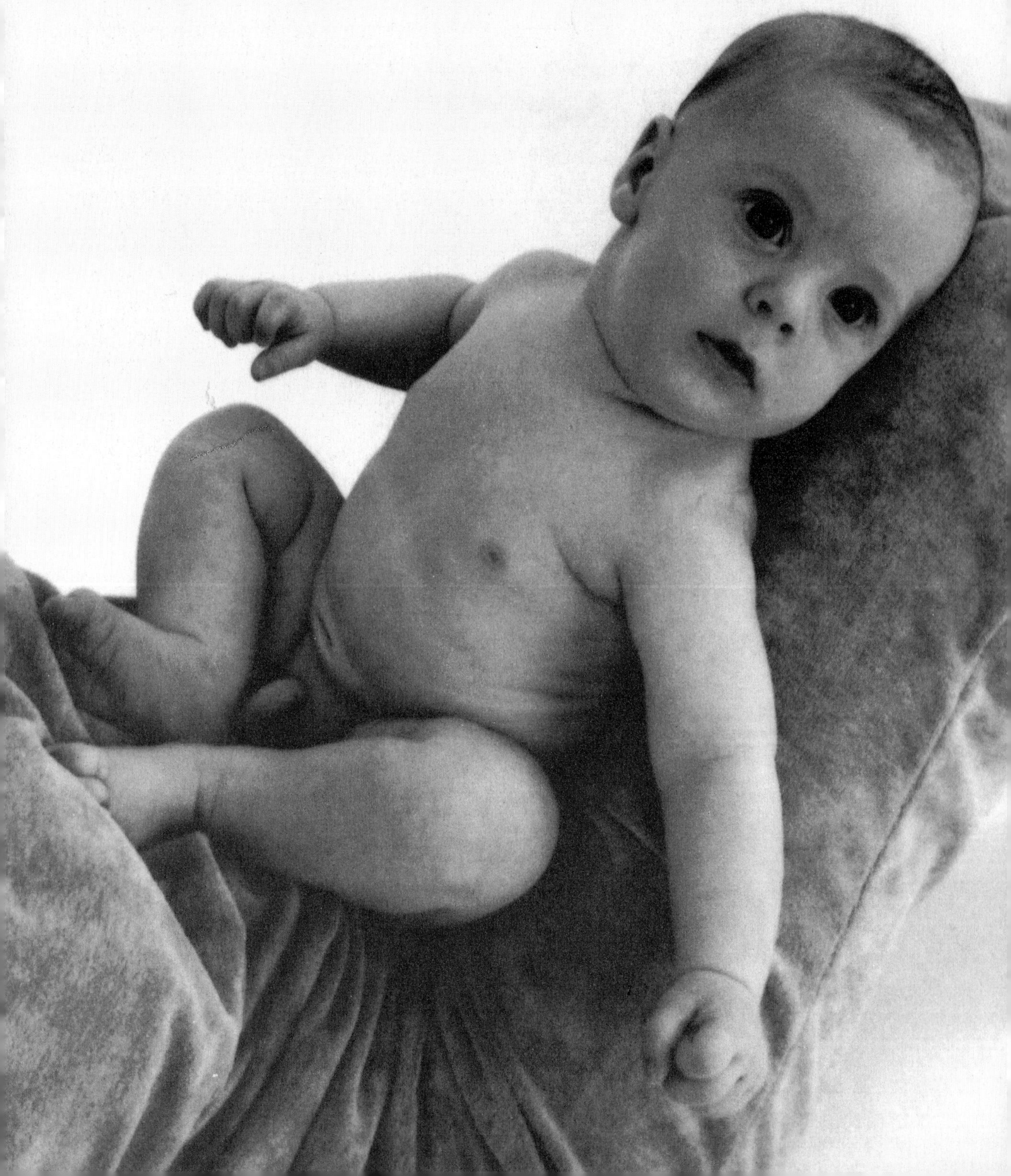

Jetzt ziehen Sie die Beine weiter
an, bis Ihr Baby ganz aufrecht sitzt.

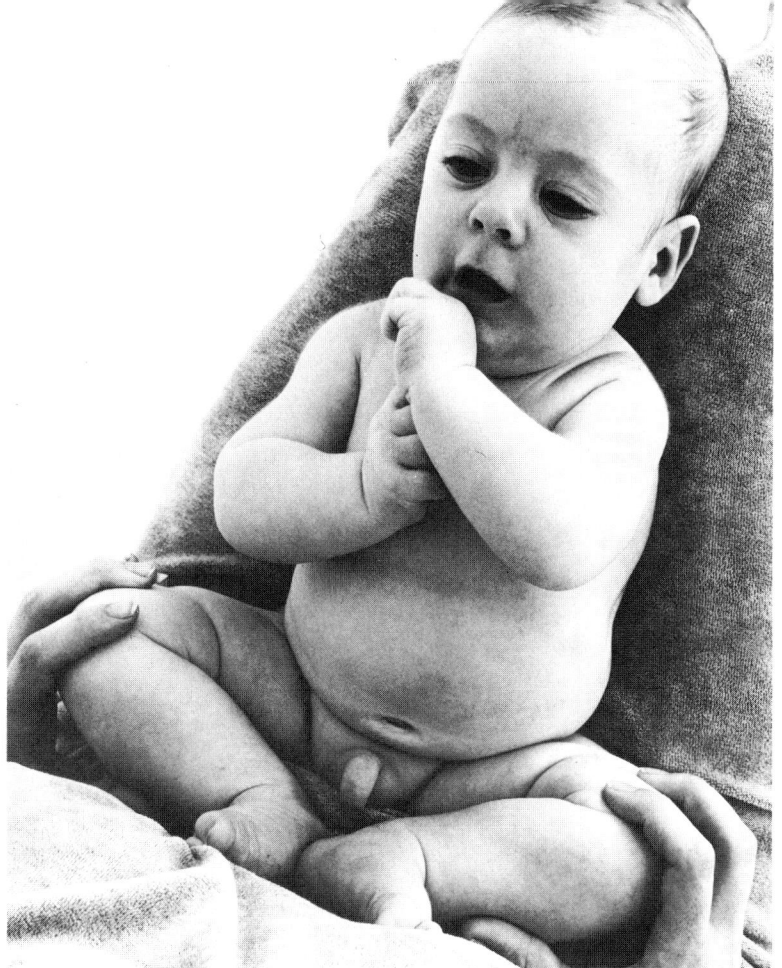

Machen Sie das so oft, bis Ihr Baby
bequem sitzen kann, wenn Sie es
so abstützen. Versuchen Sie dann,
es in derselben Position auf dem
Fußboden sitzen zu lassen; stützen
Sie es dabei von hinten.

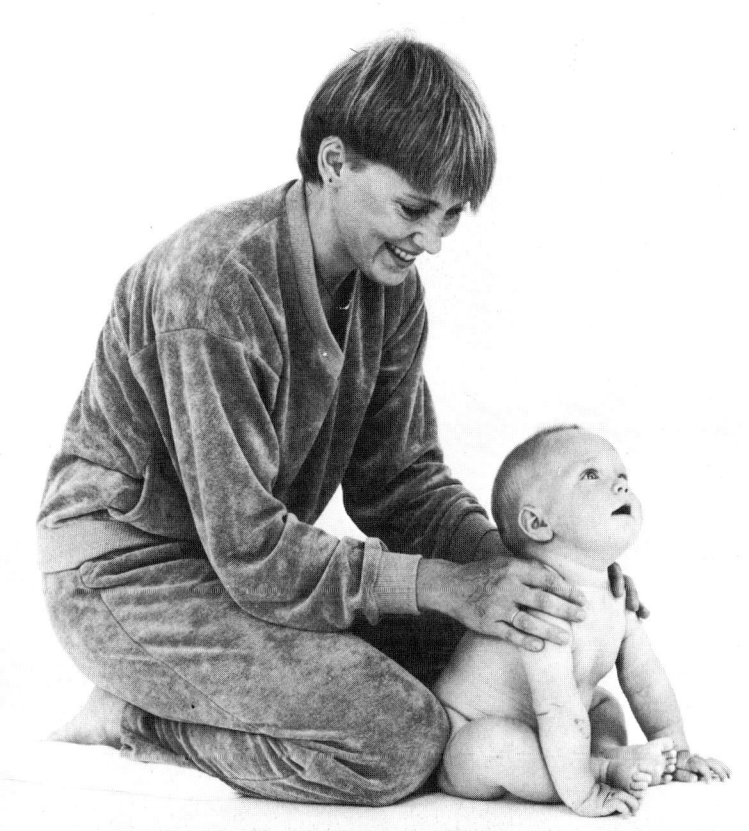

Ermuntern Sie Ihr Baby, sich vorzubeugen und auf seine Hände zu
stützen. Spielen Sie mit ihm in dieser Haltung, so lange es Lust dazu
hat. Wenn das gut klappt, setzen
Sie es in dieser Position hin, lassen
es sich nach vorn beugen und
dabei auf ein Kissen stützen. Legen
Sie auch links und rechts ein Kissen hin, damit es nicht zur Seite
kippt.

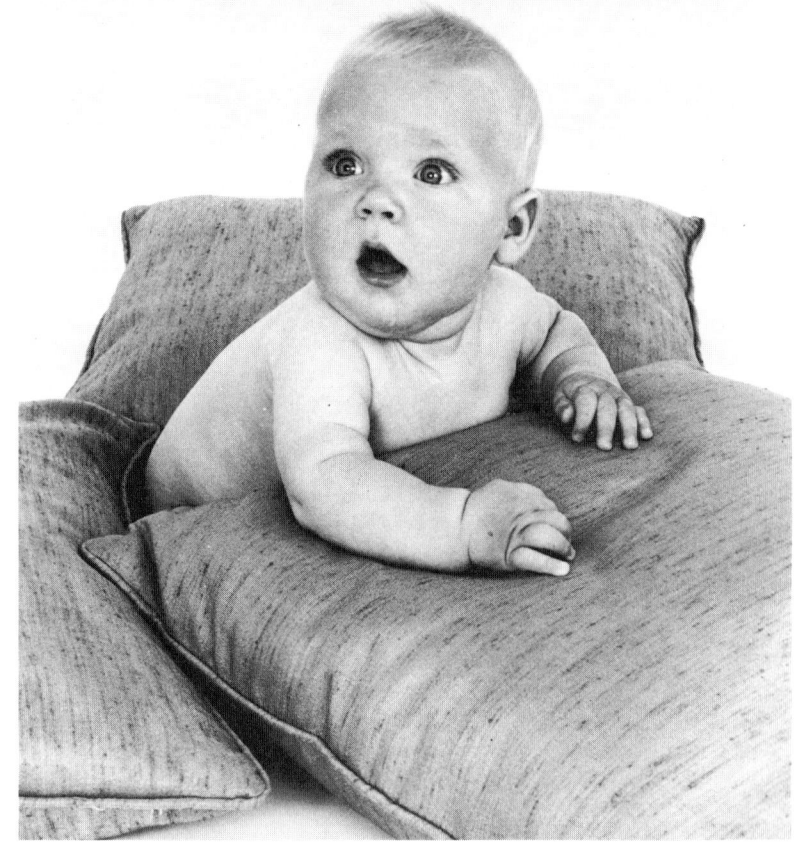

Spielen Sie mit Ihrem Baby in dieser Position, und lassen Sie es mit
der Zeit immer ein bis zwei Minuten länger so sitzen, bis es in der
Lage ist, ohne Hilfe im »Schneidersitz« zu sitzen.

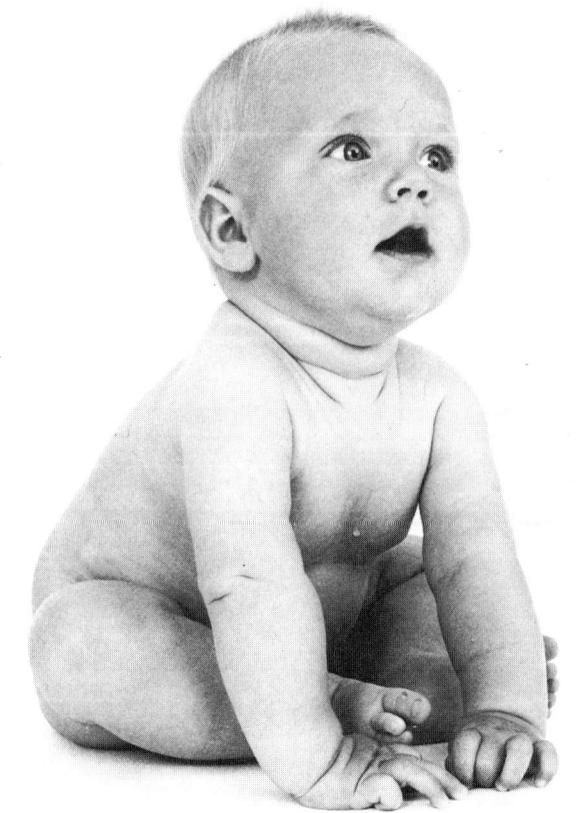

20

Bei der *zweiten Sitzposition* sitzt Ihr Kind zwischen seinen Füßen.
Diese Haltung hält Knie und Knöchel gelenkig und fördert das Krabbeln. Sobald Ihr Kind im Schneidersitz sitzen kann, sollten Sie es zu dieser Position ermuntern.

Ihr Baby liegt mit dem Bauch nach unten auf Ihren Beinen. Reden und singen Sie sanft mit ihm und wiegen Sie es behutsam von einer Seite zur anderen. Drehen Sie beide Füßchen nach innen, so daß der Spann zum Po zeigt.

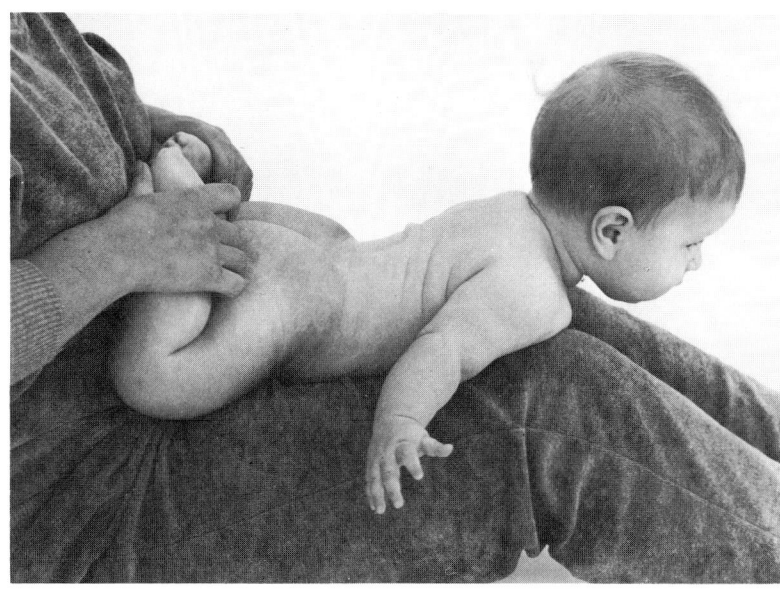

Lassen Sie Ihr Baby jetzt aufrecht sitzen.

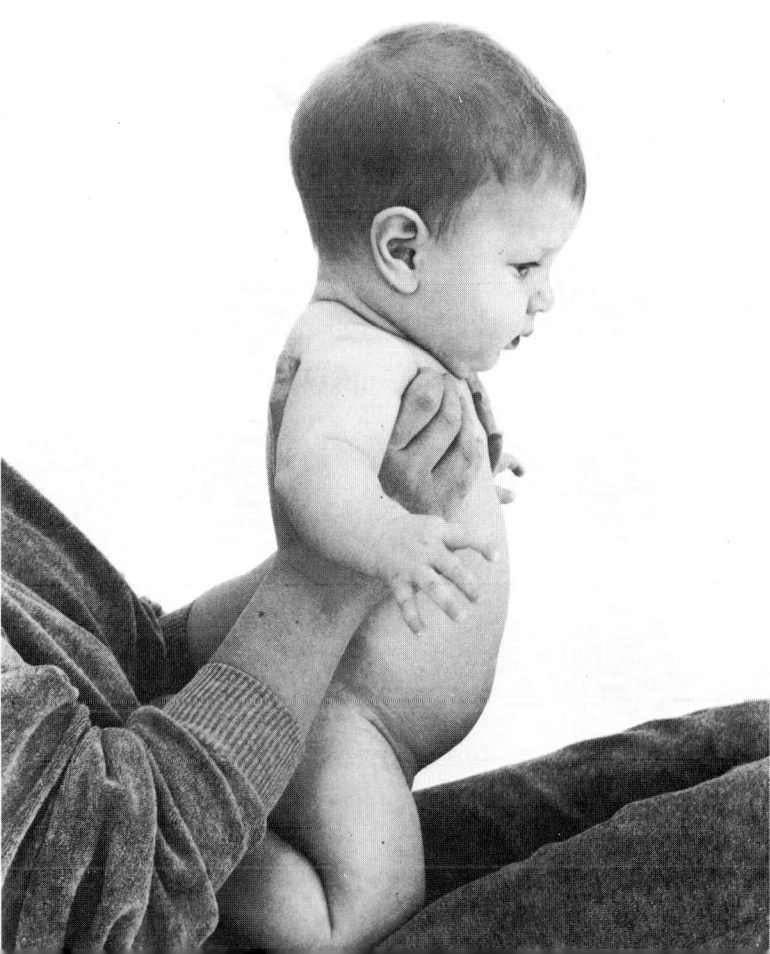

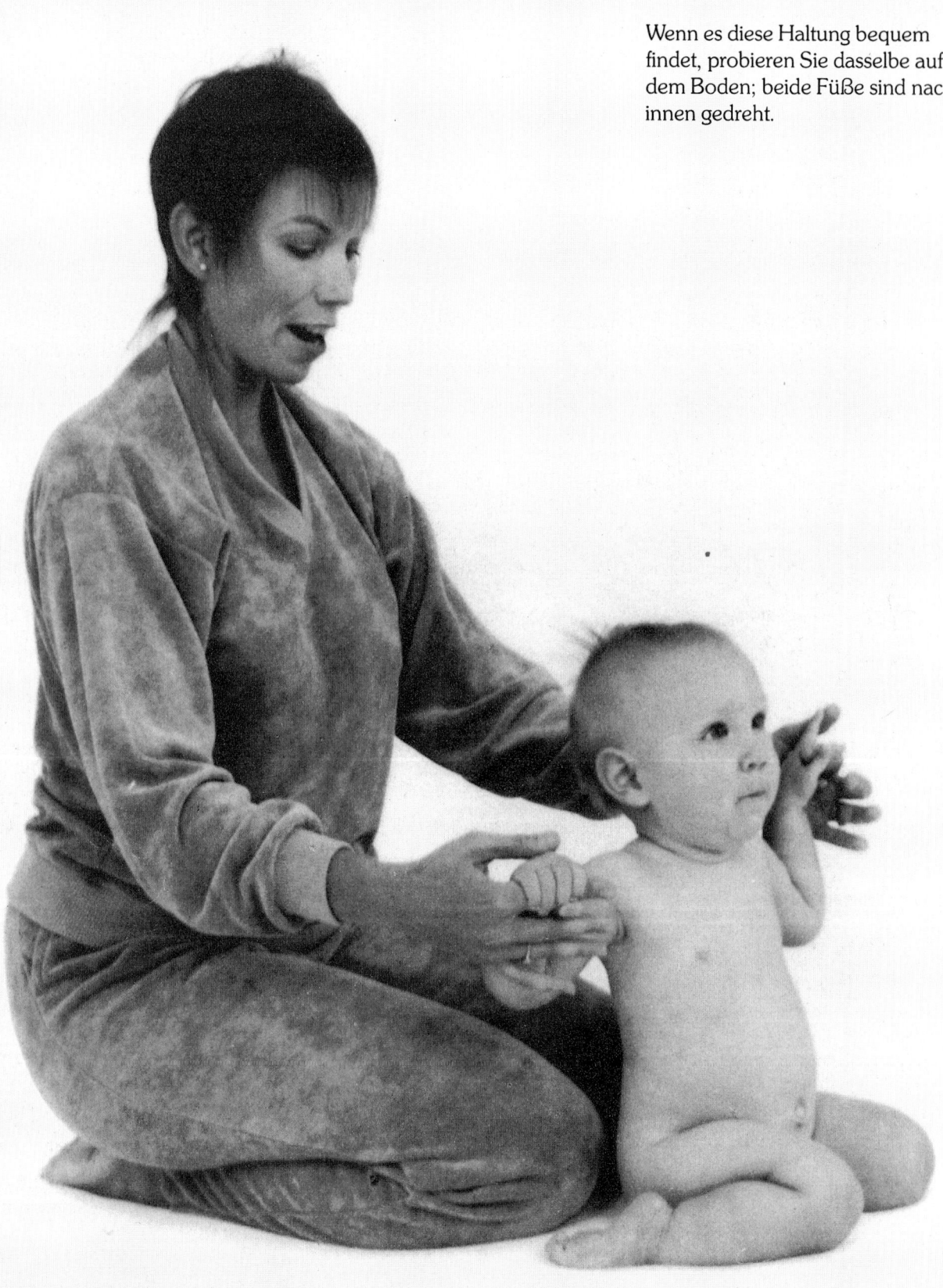

Wenn es diese Haltung bequem
findet, probieren Sie dasselbe auf
dem Boden; beide Füße sind nach
innen gedreht.

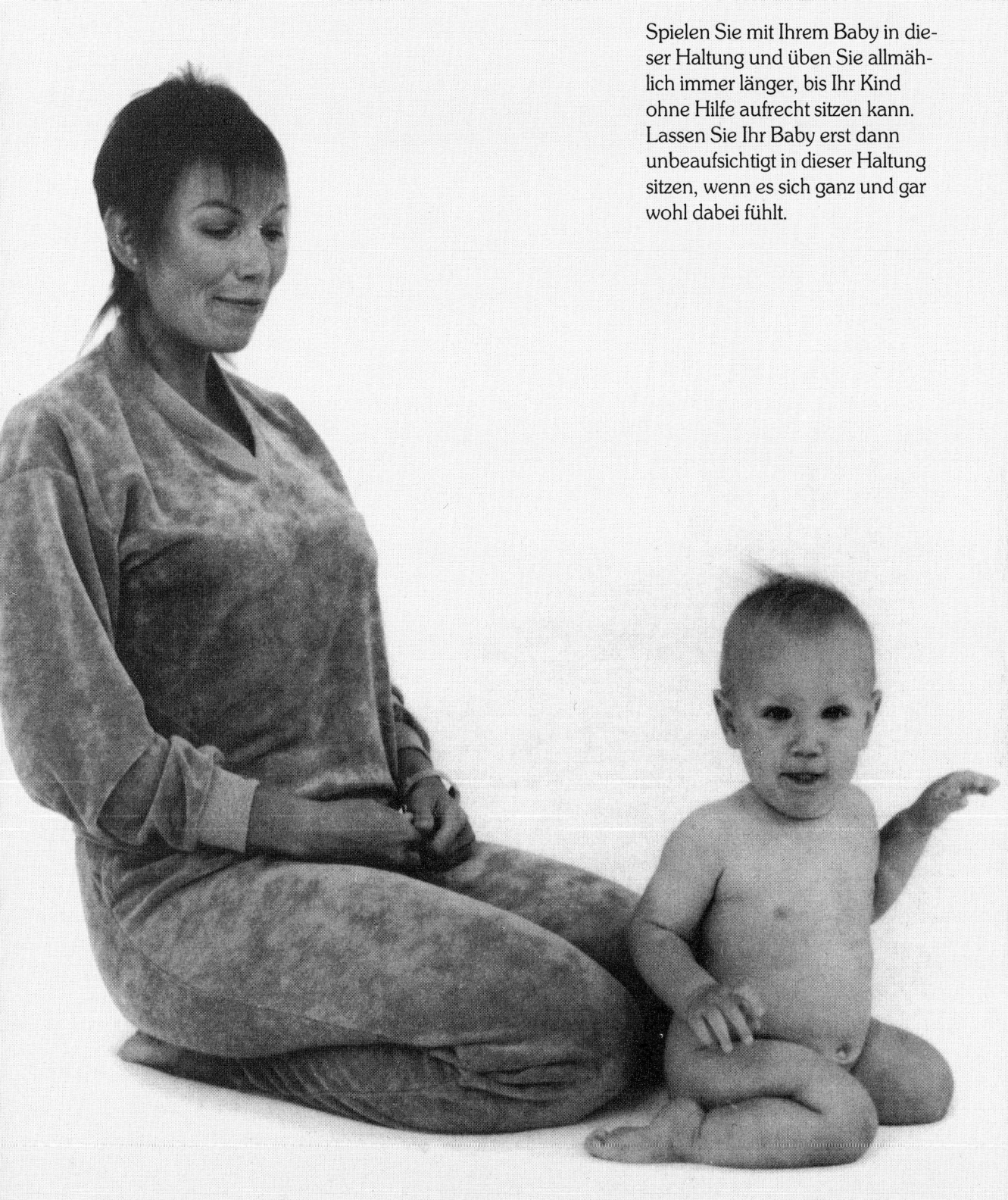

Spielen Sie mit Ihrem Baby in dieser Haltung und üben Sie allmählich immer länger, bis Ihr Kind ohne Hilfe aufrecht sitzen kann. Lassen Sie Ihr Baby erst dann unbeaufsichtigt in dieser Haltung sitzen, wenn es sich ganz und gar wohl dabei fühlt.

23

Im Alter von etwa sieben bis zwölf Monaten wird Ihr Baby anfangen zu krabbeln. Wann genau, ist recht unterschiedlich, da manche Babys früher krabbeln als andere, und manche krabbeln fast überhaupt nicht richtig. Zu den verschiedenen »Stilen« gehört auch: schräg dahinschlurfen, krabbeln im Rückwärtsgang, mit dem ganzen Körper vorwärtsrobben, die Beine nachschleifen, auf allen Vieren vor- und zurückwippen.

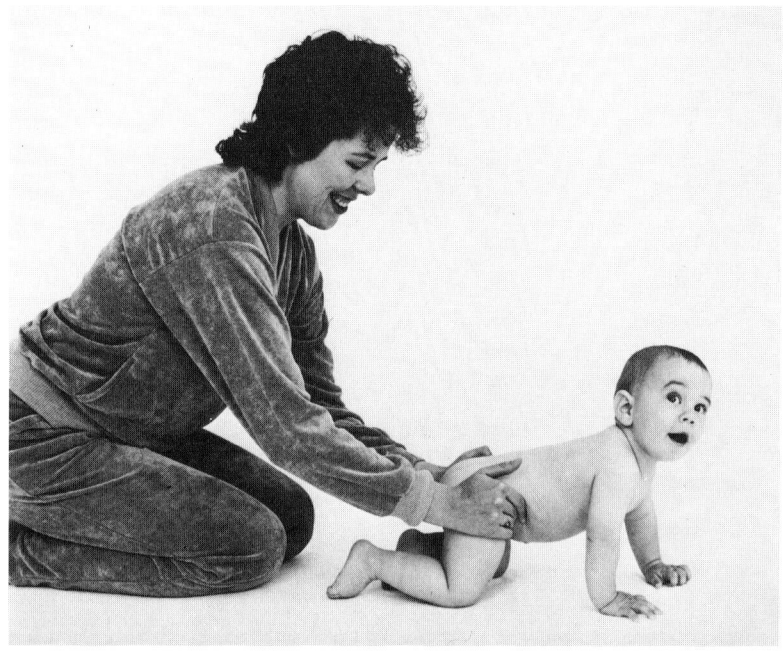

Abgestützt zwischen den Füßen sitzen fördert auch das Krabbeln, und Sie können Ihr Kind ermuntern, sich von dieser Position aus vorzubeugen.

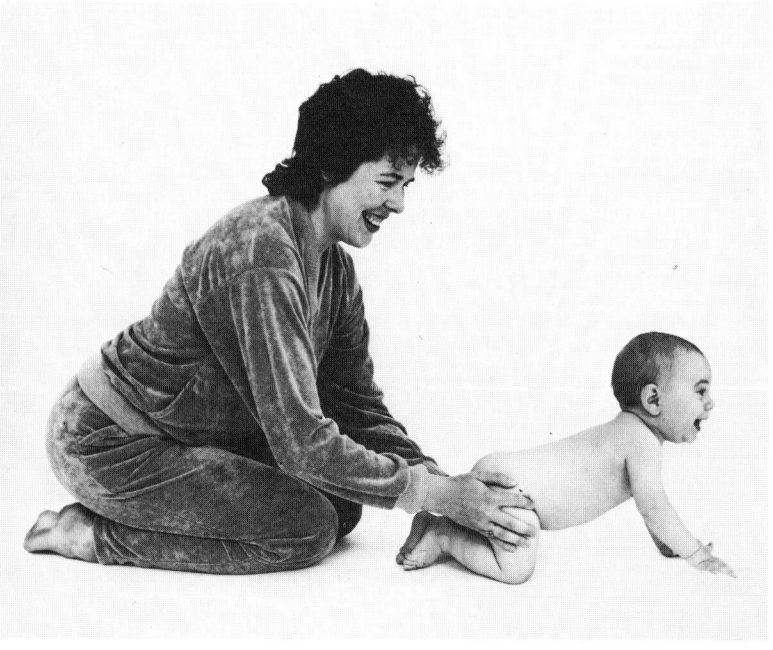

Dann ziehen Sie seinen Po nach hinten zu den Füßen. Spielen Sie in dieser Haltung mit Ihrem Baby und wiederholen Sie das, so oft es ihm gefällt.

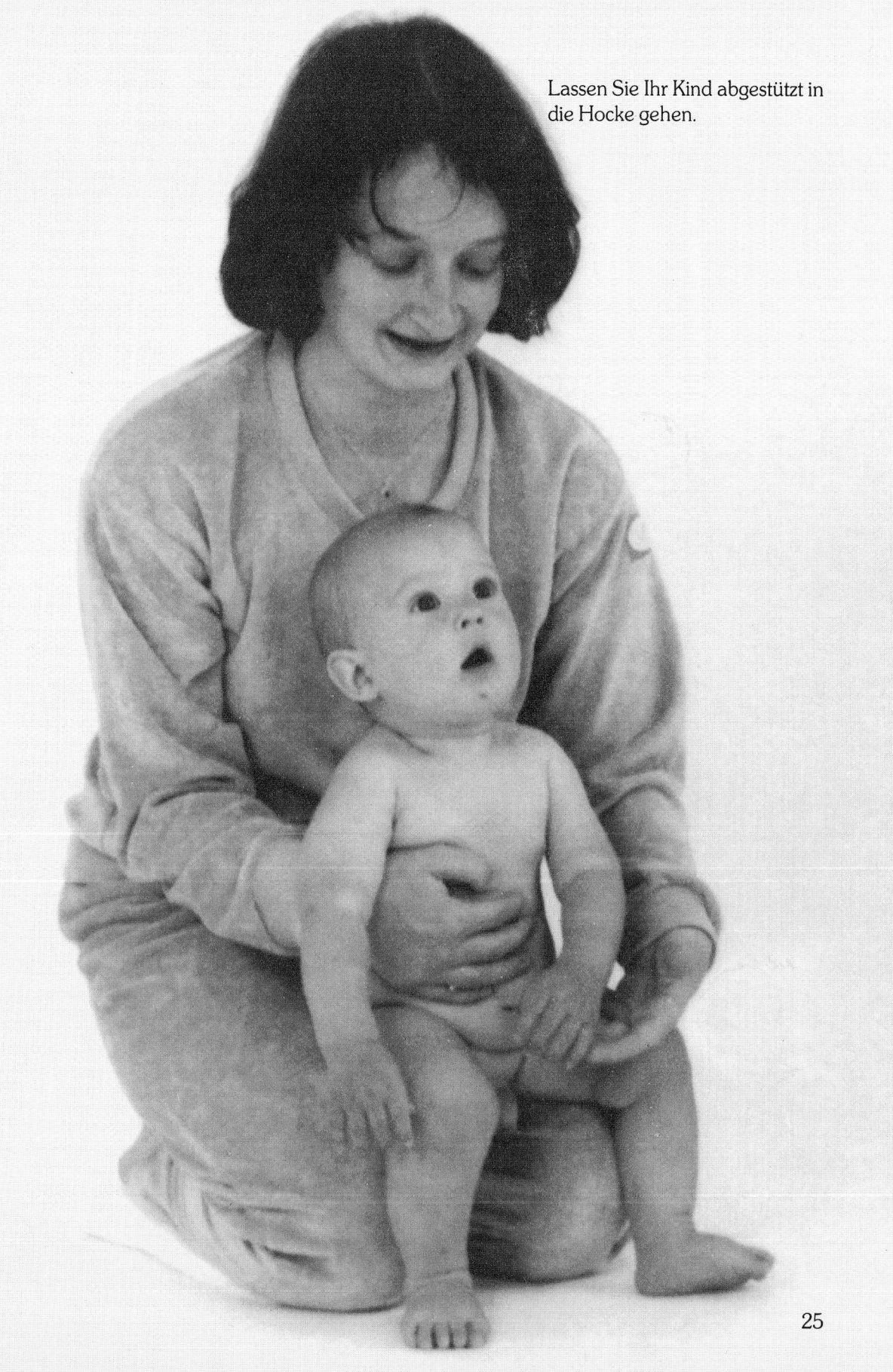

Lassen Sie Ihr Kind abgestützt in die Hocke gehen.

25

Dann auf allen Vieren.

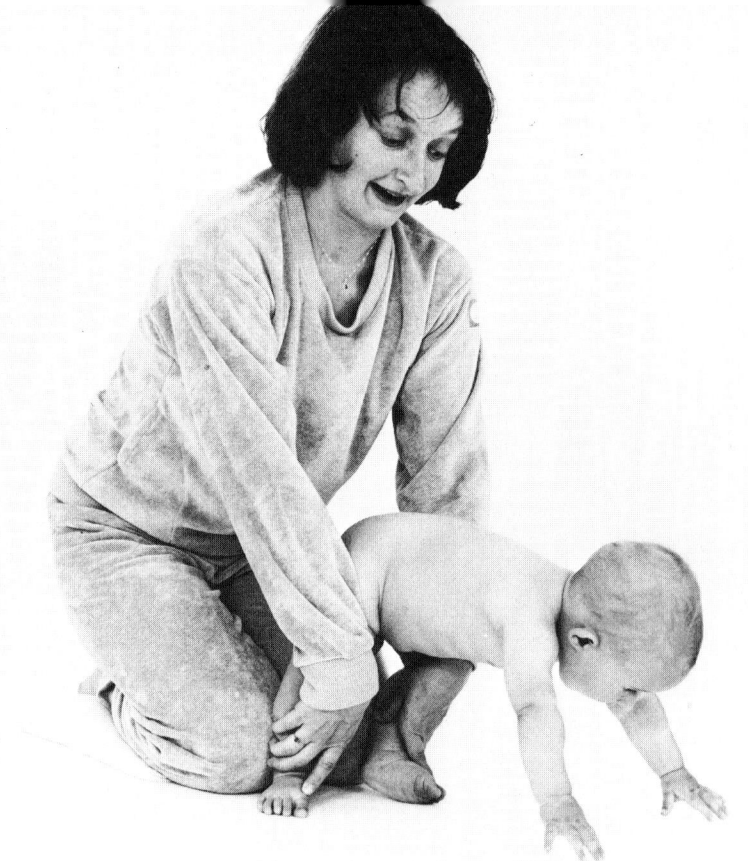

Das kräftigt die Beine und fördert
ebenfalls das Krabbeln.

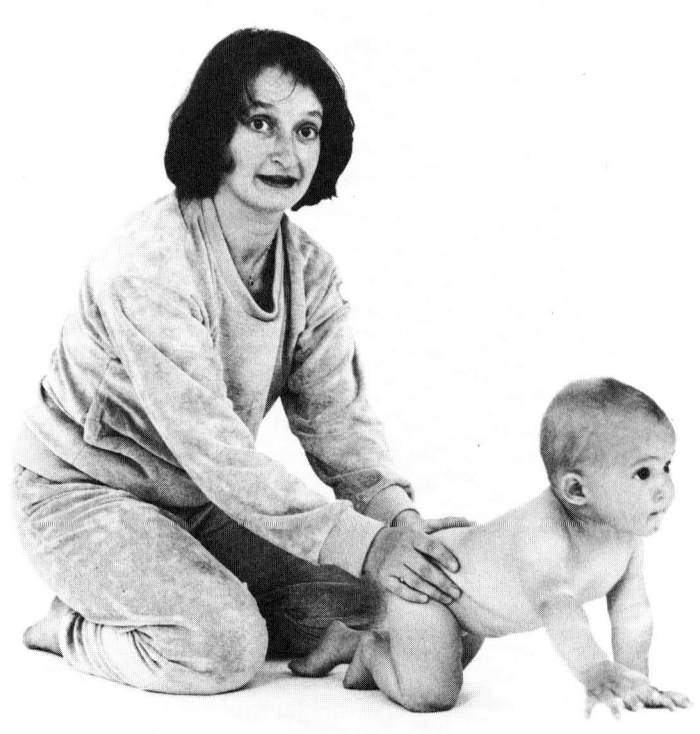

Wenn die Beinmuskeln immer
stärker werden, fangen die Kinder
an, sich hochzuziehen und zu stehen, wenn sie sich aufstützen können.

Kinder zwischen *zwölf und achtzehn Monaten* können stehen,
wenn man sie stützt, und hopsen
auf und ab, wenn sie aufgeregt
sind. Diese Bewegung stärkt ebenfalls die Beinmuskeln fürs Stehen,
und Sie können Ihr Kind ermuntern, aus der Hocke

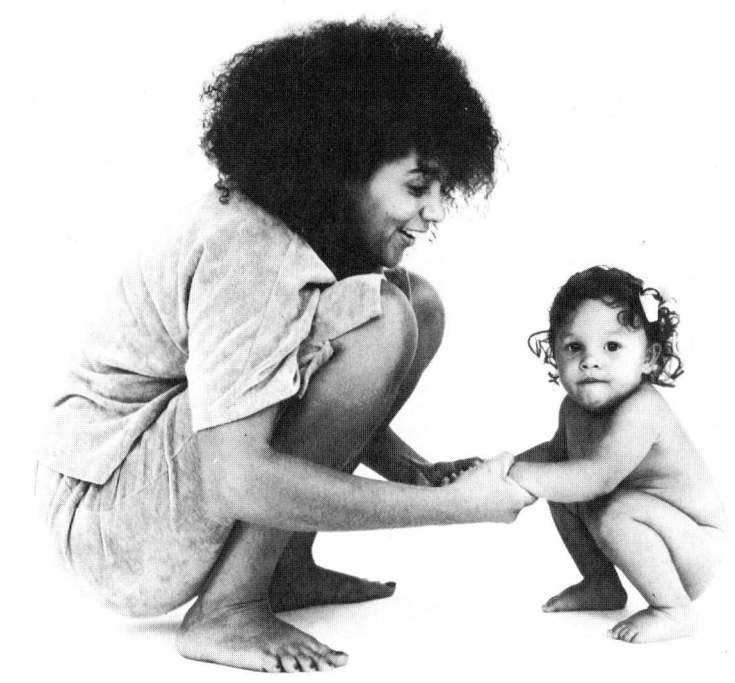

aufzustehen.

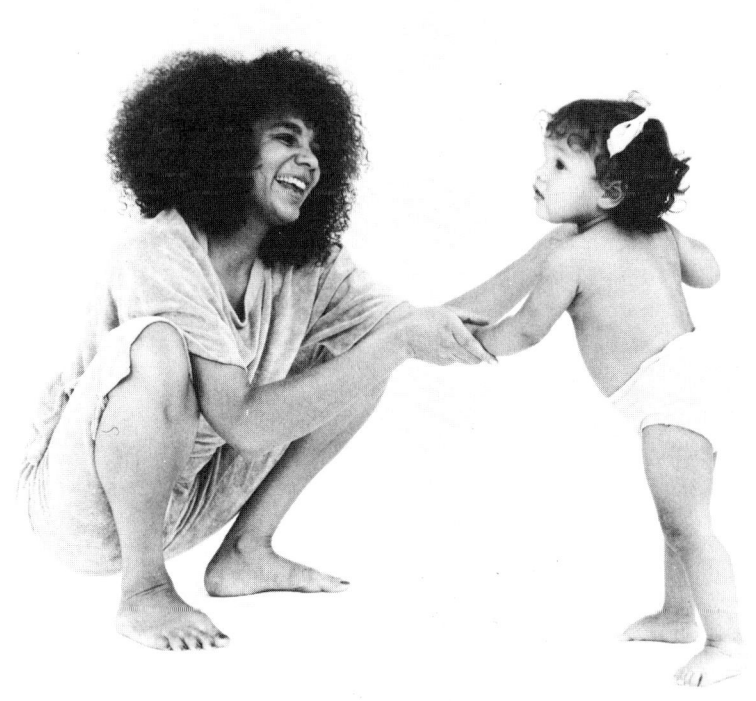

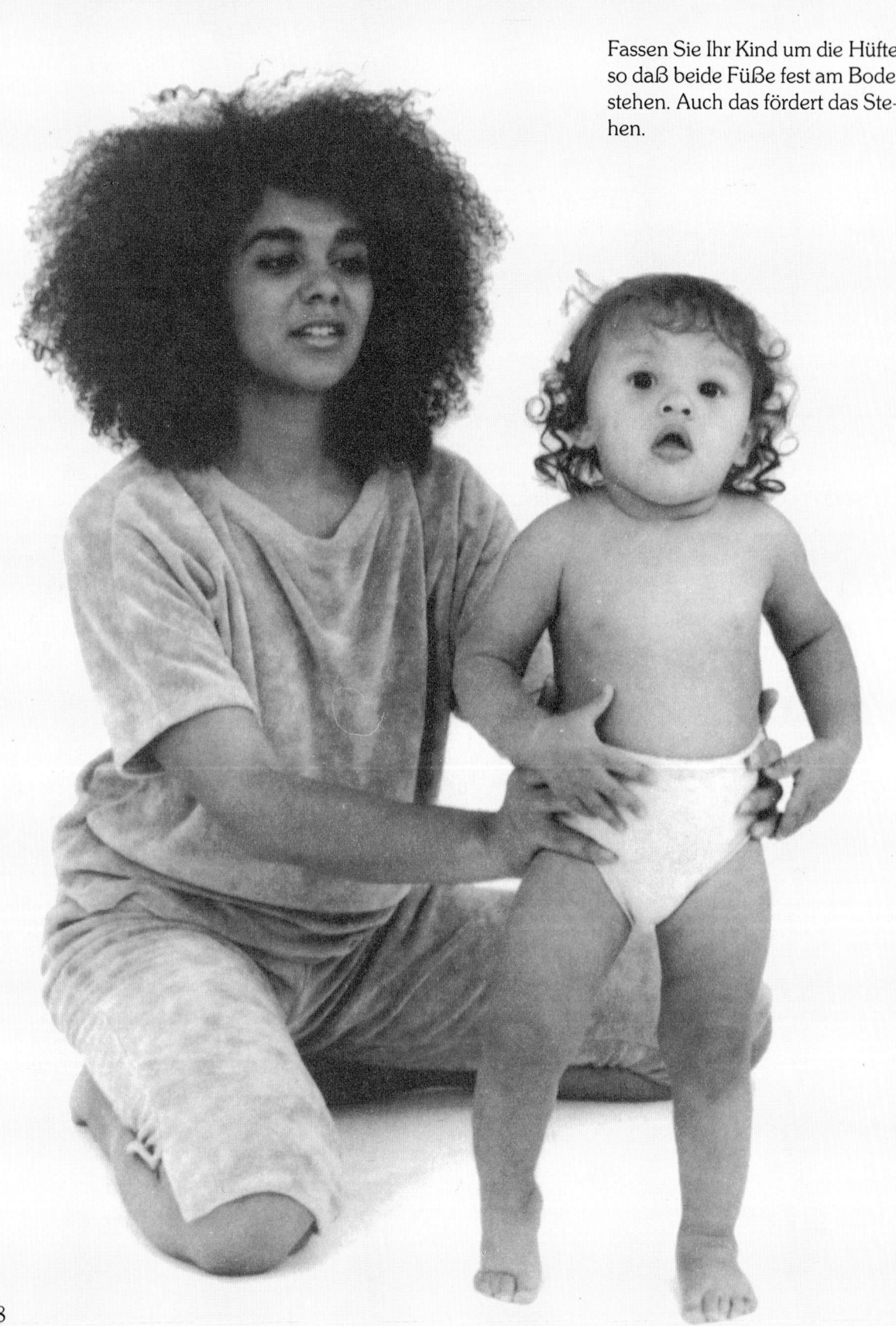

Fassen Sie Ihr Kind um die Hüften, so daß beide Füße fest am Boden stehen. Auch das fördert das Stehen.

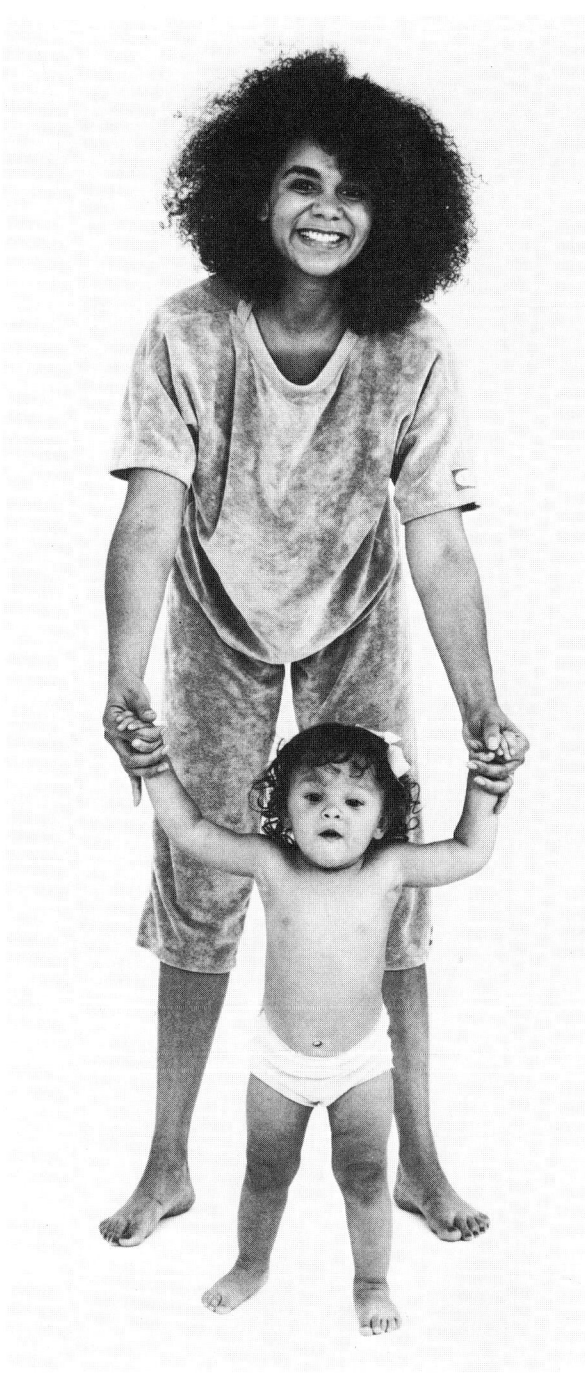

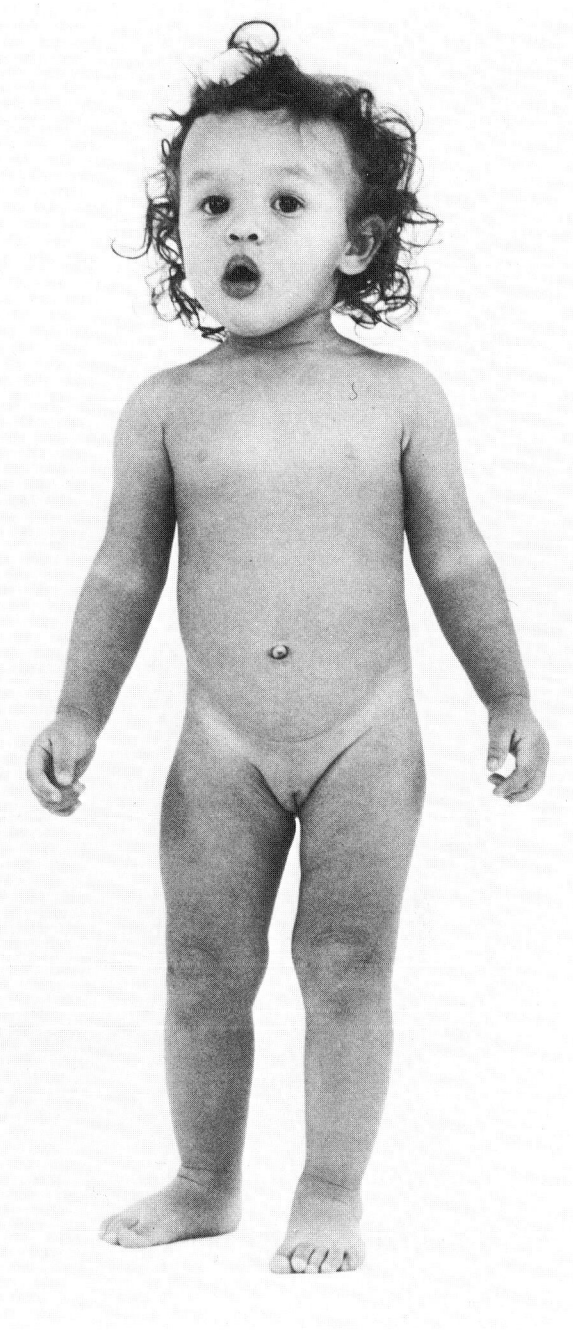

Und halten Sie Ihr Kind von hinten an den Händen, aber so, daß es sein ganzes Gewicht selbst trägt. Lassen Sie es die Führung übernehmen – das hilft beim Laufenlernen.

Kann Ihr Kind stehen und sich an Möbeln festhalten, wachsen Geschicklichkeit und Selbstvertrauen. Sorgen Sie für geeignete Möbel in seiner Reichweite; das ermutigt zu ersten Gehversuchen.

2

Heilende Hände

Marcelle Geber reiste 1956 mit einem Forschungsstipendium des Internationalen Kinderhilfsfonds (UNICEF) nach Afrika, um dort die kindliche Intelligenz in der Dritten Welt zu studieren. In Uganda machte sie eine aufsehenerregende Entdeckung: Sie fand hier die »wunderbarsten, brilliantesten und in ihrer Entwicklung am weitesten fortgeschrittenen Kleinkinder, die jemals beobachtet wurden«. Diese Kinder wurden auf der Welt freudig empfangen, der Umgang mit ihnen war voller Liebe, Aufmerksamkeit, Rücksicht und Sanftheit. Sie wurden zu Hause geboren, schliefen und bekamen zu essen, wann immer sie das Bedürfnis danach hatten, und sie blieben immer bei ihren Müttern, die sie massierten, ihnen vorsangen und die ganze Zeit zärtlich mit ihnen spielten. Schon in den ersten Lebenstagen konnten diese Babys, »nur an den Unterarmen gestützt, mit einem schönen, geraden Rücken aufrecht sitzen, konnten einwandfrei den Kopf halten und mit ihren Augen einen Gegenstand fixieren. So lächelten sie ihre Mütter an«.

Sie waren wach, glücklich, aufmerksam und ruhig. Sie lächelten hinreißend, und alle dreihundert der beobachteten Babys »krabbelten geschickt und saßen ohne Hilfe aufrecht im Alter von sechs bis sieben Wochen«. Weitere Beobachtungen zeigten, daß bis zum Alter von vier Jahren alle diese Kinder sowohl körperlich als auch geistig ihren europäischen Altersgenossen weit voraus waren. Wenn jedoch das Kind vier Jahre alt wird, bricht die Mutter, wie es die Tradition jener Kultur will, die Beziehung zu ihrem Kind abrupt ab: »Ohne jede Vorwarnung zieht sie sich von ihrem Kind zurück, und zwar vollständig und gründlich . . . plötzlich lehnt sie es sogar ab, die Existenz ihres Kindes zur Kenntnis zu nehmen . . . das Kind wird dann zu einem entfernten Dorf geschickt und von Verwandten aufgezogen, oder wird zu Nachbarn gebracht.« Von nun an, nachdem das Band zur Mutter zerrissen ist, entwickelt sich das Kind nicht mehr in diesem atemberaubenden Tempo weiter.

Die Wurzeln des Selbstvertrauens

Neuere Arbeiten aus Psychologie und Psychiatrie haben uns klargemacht, wie wichtig das Geburtserlebnis und die daran anschließende

Phase gesteigerter Sensibilität für das allgemeine Lebensgefühl eines Menschen ist. Diese Beobachtungen lassen auch darauf schließen, daß ein Kind, das ohne unnötiges Trauma geboren und liebevoll empfangen wird, das Gefühl bekommt, zu etwas fähig zu sein, und das Vertrauen entwickelt, daß ihm die Welt wohlgesonnen ist und seine Bedürfnisse weiter befriedigen wird. Dieser mächtige erste Eindruck kann die Entfremdung und Verzweiflung des Individuums dämpfen und kann es in die Lage versetzen, mit neuen und streßreichen Situationen fertig zu werden. Es kann auch die körperlichen Abwehr- und Selbstheilungskräfte in hohem Maß stärken.

Neuere Forschungen zeigen, daß das Baby während der Schwangerschaft die Emotionen seiner Mutter teilt und auf sie körperlich reagiert, daß es sich für die Geburt bereit macht, zusammen mit der Mutter die Wehen einleitet und danach richtig auf die komplizierte Folge von Drehungen vorbereitet ist, die es machen muß, um den Geburtskanal zu passieren.

Primärmassage

Eine unter den richtigen Bedingungen stattfindende Geburt kann als Abfolge perfekt aufeinander abgestimmter Bewegungen betrachtet werden, die eine entspannte, gut vorbereitete Mutter und ihr Kind spontan gemeinsam ausführen, Schritt für Schritt, in einem elementaren, natürlichen Prozeß.

Die Geburtsarbeit besteht aus drei Phasen. In der ersten Phase drückt die kontrahierende Gebärmutter gegen den kindlichen Körper und preßt ihn nach unten, bis der Kopf sicher in der Öffnung des Geburtskanals liegt. In der zweiten Phase wird das Baby mit knetenden, drückenden Bewegungen durch den Geburtskanal geschoben, um dann das Licht der Welt zu erblicken. Diese ersten beiden Geburtsphasen sind tatsächlich so etwas wie eine Massage, die den kindlichen Körper von Kopf bis Fuß durchknetet. Dadurch erhält das Kind den ersten Eindruck von Berührung und muskulärer Kraft, wobei seine inneren Organe und Drüsen stimuliert werden.

Die dritte und letzte Geburtsphase ist das Ausstoßen der Plazenta. Dieser Vorgang wird durch die starken Gefühle ausgelöst, die entstehen, wenn das Band der Nabelschnur durch die emotionale Bindung ersetzt wird, wenn Mutter und Kind einander erkennen und körperlichen Kontakt miteinander aufnehmen.

Positive Reaktion

Vom Zeitpunkt der Geburt an bietet Babymassage Ihnen und Ihrem neugeborenen Baby eine wunderbare Möglichkeit, miteinander »Fühlung aufzunehmen«, engen körperlichen Kontakt herzustellen und eventuelle Spannungen zu lösen, die durch das Geburtserlebnis vielleicht entstanden sind. Wir wissen jetzt, daß sogar frühgeborene

Babys, manche weniger als zwei Pfund schwer, auf Massage sehr gut ansprechen, sich dabei räkeln und Laute des Wohlbehagens von sich geben. Neue Beobachtungen aus der Medizin bestätigen, daß Babymassage als Bestandteil einer Therapie bei Frühgeburten dazu beiträgt, daß das Baby besser auf seine Mutter reagiert, ruhiger wird, schneller zunimmt und sich rascher entwickelt.

Von Indien über Afrika bis zur Arktis ist Massage immer noch ein spontaner, selbstverständlicher Teil der Eltern-Kind-Beziehung. Die Mütter dort massieren ihre Babys häufig, wenn sie sie versorgen, und in manchen Kulturen bekommt jedes Baby eine rituelle Massage kurz nach der Geburt.

3

Hautöle und Puder

Die Haut Ihres Babys ist eine äußerst empfindliche Fläche, die eine Fülle von Nervenreizen empfängt. Die an der Hautoberfläche aufgenommenen Reize werden im gesamten Zentralnervensystem weitergeleitet. Emotional reagiert das Baby darauf mit Freude oder Schmerz und organisch mit Entspannen oder Anspannen der Muskeln; auch wird der Kreislauf angeregt oder verlangsamt.

Die Haut Ihres Babys fühlt sich glatt und feucht an, weil sie sich wegen der ständigen Neubildung gesunder Zellen dauernd regeneriert. Da die Haut so empfindlich ist, können Sie beim Massieren ein wenig Öl oder Puder verwenden; es wird Ihnen dann leichter fallen, sanft und gleichmäßig zu massieren und die Hände geschmeidig und geschickt zu führen.

Ob Sie Öl oder Puder verwenden, hängt davon ab, was Sie bevorzugen und wie Ihr Kind sich dabei fühlt. Sowohl Öl als auch Puder ziehen in die Haut ein und sollten deshalb nur in reinster Form verwendet werden. Die Haut des Kindes ist die erste Schranke gegen das Eindringen von Mikroorganismen, und sie enthält eine Anzahl von Verteidigungsmechanismen, die Infektionen bekämpfen und tiefer liegende Störungen heilen können. Unterhalb der Haut liegen die Blut- und Lymphgefäße sowie die Schweiß- und Talgdrüsen. Diese Drüsen sondern Flüssigkeiten ab, die die Haut geschmeidig und wasserdicht machen und die Körpertemperatur mitregeln. Die Öffnungen der Drüsen und Haarfollikel machen die Haut durchlässig, und durch diese Öffnungen hindurch kann sich die Heilwirkung reinen Öls oder Puders entfalten, die Verteidigungsmechanismen der Haut unterstützen und das allgemeine Wohlbefinden Ihres Kindes steigern.

Grundsätzlich hat Puder eine kühlende Wirkung, weil er die Hautfeuchtigkeit absorbiert. Eine leichte Massage mit etwas Puder kann Ihrem Kind helfen, sich nach dem Baden zu entspannen; sie kann auch bei den ersten Anzeichen von Fieber lindernd wirken.

Öl hingegen besitzt im allgemeinen eine Wärmewirkung, da es die Haut »abdichtet«, so daß sie ihre Feuchtigkeit nicht verliert. Eine sanfte Massage mit Öl kann viel dazu beitragen, die Körpertemperatur eines Neugeborenen zu erhöhen. Sie kann Ihr Kind beruhigen und kann auch bei den ersten Anzeichen einer Erkältung helfen, die Körperwärme zu erhalten.

Jahrtausendelang wurden, vor der Herstellung von Seife, pflanzliche Öle dazu benutzt, den Körper zu reinigen und zu massieren. Als man die Heilkraft bestimmter Pflanzen und Kräuter erkannte, machte man Balsam daraus, der beruhigte, belebte und heilte, und salbte damit die Haut ein. Heilkräftige Pflanzen sind immer noch in Gebrauch, da man ihren Wert kennt, und es sind zahlreiche reine Öle erhältlich, die die Heilkräfte der Pflanzen besitzen, aus denen sie gewonnen werden.

Kräuterläden, Apotheken und die meisten guten Naturkost- und Reformwarenläden bieten solche rein pflanzlichen Öle an; darunter eignen sich die folgenden am besten für Babys und Kleinkinder:

Öle

Traubenkernöl ist rein, geruchlos und preiswert. Mandelöl ist rein und preiswert und besitzt einen zarten Duft. Beide können als Massageölbasis verwendet werden, beide haben wertvolle Eigenschaften. Avocadoöl ist reich an Nährstoffen und empfehlenswert für trockene Haut, aber es ist teuer. Weil es recht zähflüssig ist, sollte für Massageöl nur eine kleine Menge davon mit einer Basis aus Traubenkernöl oder Mandelöl gemischt werden – etwa im Verhältnis von 1:10.

Ätherische Öle aus Lavendel, Rosen, Kamille und Eukalyptus können ebenfalls dazugemischt werden, falls gewünscht, aber von diesen hochkonzentrierten Essenzen genügen ein bis zwei Tropfen als Zugabe zum Massageöl.

Lavendelöl kühlt und beruhigt. Es hilft auch bei Entzündungen und anderen Hautbeschwerden. Als Inhalat schafft es Luft bei verstopften Nasengängen.

Rosenöl hat antiseptische Eigenschaften. Es beruhigt, erfrischt und ist gut für trockene, empfindliche Haut.

Kamillenöl fördert die Entspannung und wirkt wohltuend bei hypersensibler Haut und Hautentzündungen. Es wird auch als lindernd beim Zahnen empfohlen.

Eukalyptusöl ist sehr hilfreich bei verstopfter Nase. Es senkt die Körpertemperatur und wirkt antiseptisch und beruhigend.

Puder

Unter den erhältlichen Pudern sind die wohltuenden Eigenschaften von Calendulapuder hervorzuheben. Calendulaextrakt wird aus der Ringelblume gewonnen und reinem Talkum zugesetzt. Dieser Puder ist ein guter Babypuder und empfiehlt sich vor allem für Babys mit empfindlicher Haut, da er verschiedenen Hautproblemen vorbeugt und sie lindert, auch Windeldermatitis.

Erst die Hautreaktion prüfen. Bevor Sie ein Öl oder einen Puder erstmals verwenden, prüfen Sie bitte, ob Ihr Baby nicht allergisch auf irgendeinen der Bestandteile reagiert. Geben Sie dazu eine kleine Menge des Präparats auf eine kleine Hautstelle und testen Sie die Reaktion.

Wenn Öl in die Augen gerät, kann es vorübergehend das Sehvermögen trüben, so daß Sie es am besten überhaupt nicht im Gesicht verwenden. Und da Puder die Nasenschleimhäute reizen kann, sollten Sie es ebenfalls nicht im Gesicht verwenden.

Und schließlich sollten Öl oder Puder, falls Sie davon beim Massieren Gebrauch machen wollen, gut zugänglich in einer offenen Schale bereitstehen.

4

Entspannt massieren

Massieren ist eine natürliche Tätigkeit, die wir alle irgendwann ausführen, wahrscheinlich täglich, ohne daß wir weiter darüber nachdenken. Wir massieren uns selbst, wenn wir spontan unsere Muskeln, Knochen und Gelenke reiben und kneten, um Schmerzen und Spannungen loszuwerden. Massieren ist die natürliche Art und Weise, das wohlige Empfinden, das den menschlichen Körper durchströmt, wiederherzustellen oder zu steigern.

Wer sein Baby massieren lernt, gibt seiner Liebe und Fürsorge einen handfesten Ausdruck. Babymassage ist eine sehr nützliche Kunst, einfach und stark intuitiv, und ebenso vergnüglich wie nutzbringend. In der Zeit, die Sie damit verbringen, Ihr Baby zu massieren, lernen Sie es auch kennen; Sie werden lernen, wie ihr Kind berührt werden möchte und wo. Manche Babys lieben es, wenn man ihren Bauch rubbelt, andere möchten am Rücken gestreichelt werden, am Kopf gekitzelt und so weiter.

Vorbereitung

Bevor Sie anfangen, Ihr Baby zu massieren, sollten Sie darauf achten, daß Ihre Hände sauber sind, daß die Fingernägel nicht über die Fingerkuppen hinausstehen und daß Sie selbst entspannt sind. Es lohnt sich, wenn Sie sich ein paar Minuten lang vorbereiten und größere Spannungen in Ihren Schultern, Armen und Händen abbauen, damit Sie sie nicht auf Ihr Kind übertragen.

Um sich besser zu entspannen, setzen Sie sich ein paar Augenblicke aufrecht hin und achten darauf, daß Ihr Bauch entspannt ist. Dann beobachten Sie ihren Brustkorb und den Bauch, ob sie harmonisch arbeiten, sich mit jedem Einatmen dehnen und mit jedem Ausatmen zusammenziehen. Ziehen Sie dann Ihre Schultern nach unten und nach hinten, so daß Ihre Schulterblätter aufeinander zustreben. Wiederholen Sie das vier- bis fünfmal. Massieren Sie jetzt etwas Öl in Ihre Hände ein und wärmen Sie sie auf, indem Sie sie kräftig gegeneinanderreiben. Verschränken Sie die Finger und strekken Sie sie. Nun setzen Sie sich wieder aufrecht hin, ziehen die Schulterblätter zusammen und entspannen die Hände von den Handgelenken aus: Schütteln Sie sie ein paarmal.

Wann?

Wann Sie Ihr Kind massieren, hängt ganz von Ihrer eigenen Stimmung und der momentanen Empfänglichkeit Ihres Babys ab. Massieren Sie vor oder nach dem Wickeln, Füttern oder Baden, vor dem Schlafengehen, oder wenn Sie gerade mit Ihrem Baby dasitzen und nichts weiter im Sinn haben, als sich aneinander zu freuen.

Wo?

Wo Sie Ihr Kind massieren, hängt davon ab, wie das Baby darauf anspricht und in welcher Verfassung es ist. Den Kopf und den Rücken zu massieren wirkt im allgemeinen beruhigend. Arme und Hände, Beine und Füße zu massieren wärmt meist und entspannt; oder, falls Sie eine besondere Absicht damit verbinden wollen, können Sie durch Bauchmassage die Verdauung fördern und durch die Massage des Brustkorbs den Atem anregen. Massieren Sie irgendeinen beliebigen Körperteil oder den ganzen Körper und tun Sie es, wann immer Sie beide Lust dazu haben.

Wie?

Damit Sie herausfinden, was Ihrem Baby am angenehmsten ist, können Sie folgende Massageformen in der genannten Reihenfolge ausprobieren: Erstens das Streichen, wobei Sie die Finger oder die

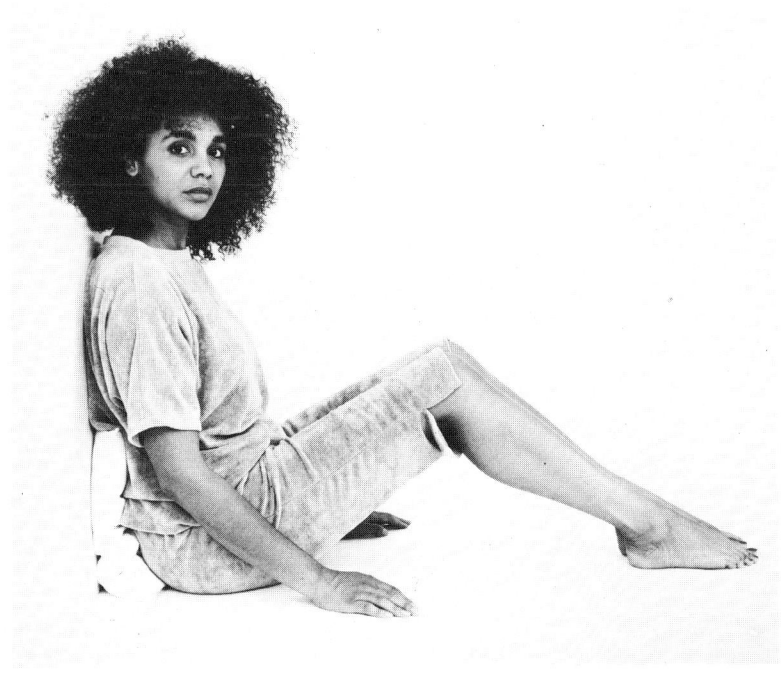

ganze Hand leicht über die Haut Ihres Babys führen. Zweitens das Reiben, eine tiefer gehende Berührung, wobei Sie mit dem ganzen Gewicht der entspannten Hand den Formen der kindlichen Muskeln nachspüren. Drittens das Kneten: mit der ganzen Hand werden die Muskeln sanft gedrückt und gerieben, damit sie sich entspannen.

Entspannt bleiben

Versuchen Sie, eine Stellung zu finden, in der Sie einige Zeit entspannt bleiben können. Bequem ist es, sich mit ausgestreckten Beinen hinzusetzen und sich dabei mit dem Kopf, dem oberen Teil des Rückens und den Schultern anzulehnen. Stützen Sie den unteren Teil Ihres Rückens mit einem Kissen und ziehen Sie die Knie leicht an.

In dieser Stellung können Sie Ihr Kind bequem auf Ihre Oberschenkel legen; es hat körperlichen Kontakt zu Ihnen und Ihre Hände bleiben dabei frei. Falls es für Sie angenehmer ist, können Sie ein zweites Polster unter Ihre Knie schieben.

Wenn Sie ihr Baby massieren, lassen Sie sich Zeit: Es gibt keinen Grund zur Eile, Sie können so wenig oder so viel tun, wie Sie wollen. Finden Sie heraus, wo Ihr Baby gern gestreichelt wird; beginnen Sie dort und fügen Sie dann Schritt für Schritt etwas Neues hinzu. So wachsen bald Ihre Geschicklichkeit und Ihr Vertrauen beim Massieren Ihres Babys.

5

Babymassage

Bei der Geburt ist das Neugeborene einem enormen Abfallen seiner Umgebungstemperatur ausgesetzt. Der Temperatursturz beträgt mindestens 12° C, denn im Mutterleib herrscht eine Temperatur um 37° C, und die Temperatur eines warmen Raums liegt bei 25° C. Außerdem ist der kindliche Kreislauf noch nicht voll funktionsfähig, so daß das Neugeborene seine Körperwärme viermal so schnell verliert wie ein Erwachsener.

Meist sind Neugeborene durch eine Vernixschicht bis zu einem gewissen Grad geschützt – diese ölige »zweite Haut« isoliert und schützt das Kind vor der Flüssigkeit, von der es im Mutterleib so lange umgeben ist. Die Vernix bildet eine natürliche Isolierung und ist sehr nährstoffreich; das meiste dieser »Käseschmiere« wird von der Haut des Babys innerhalb weniger Stunden nach der Geburt absorbiert.

In den Tagen, an denen Sie und Ihr Baby sich zusammen ausruhen und sich von der Arbeit und dem Erlebnis der Geburt erholen, können Sie langsam mit der Massage beginnen. Wenn Sie Ihr Baby streicheln oder sanft kneten, nehmen Sie ein rein pflanzliches Öl zu Hilfe. Dieses Öl wird die isolierende Vernixschicht ersetzen und dazu beitragen, die Körperwärme zu erhalten. Es wird den Kreislauf Ihres Kindes anregen, die innere Wärme- und Nahrungsquelle, und durch Kontakt und Reibung für Entspannung und Wärme sorgen.

Ab diesem Zeitpunkt können die folgenden Massagetechniken Ihrer Intuition als Orientierungshilfe dienen. Legen Sie Ihr Baby auf Ihre Oberschenkel, reden Sie mit ihm und singen Sie ihm etwas vor, schaukeln Sie sacht mit den Beinen von einer Seite zur anderen, um Ihr Kind zu beruhigen und zu entspannen.

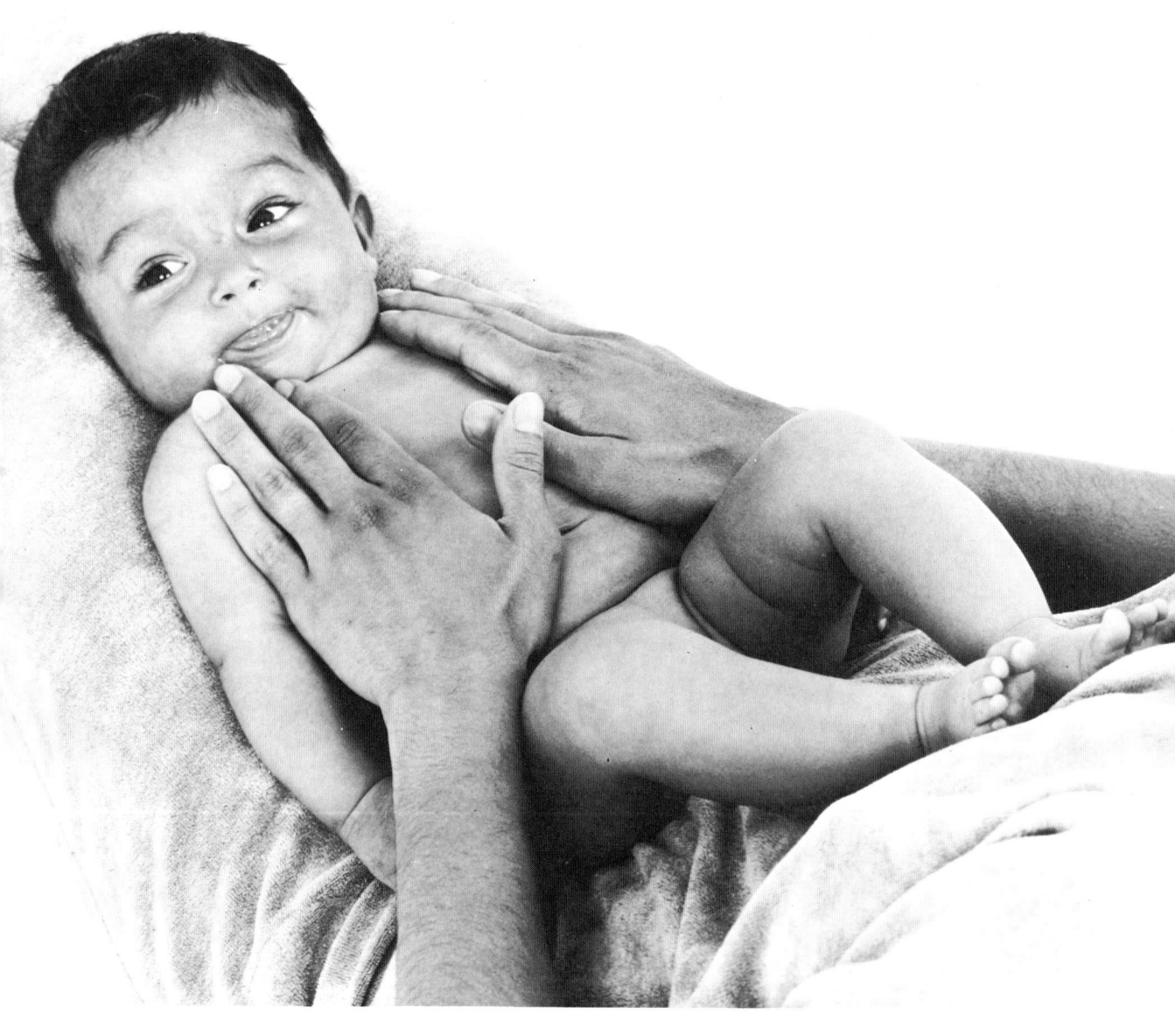

Arme und Beine

Legen Sie Ihre Hände auf die Schultern Ihres Babys.

Jetzt streichen Sie sanft und lang
sam über die Schultern; Ihre
Hände sind entspannt und liegen
mit ihrem ganzen Gewicht auf.

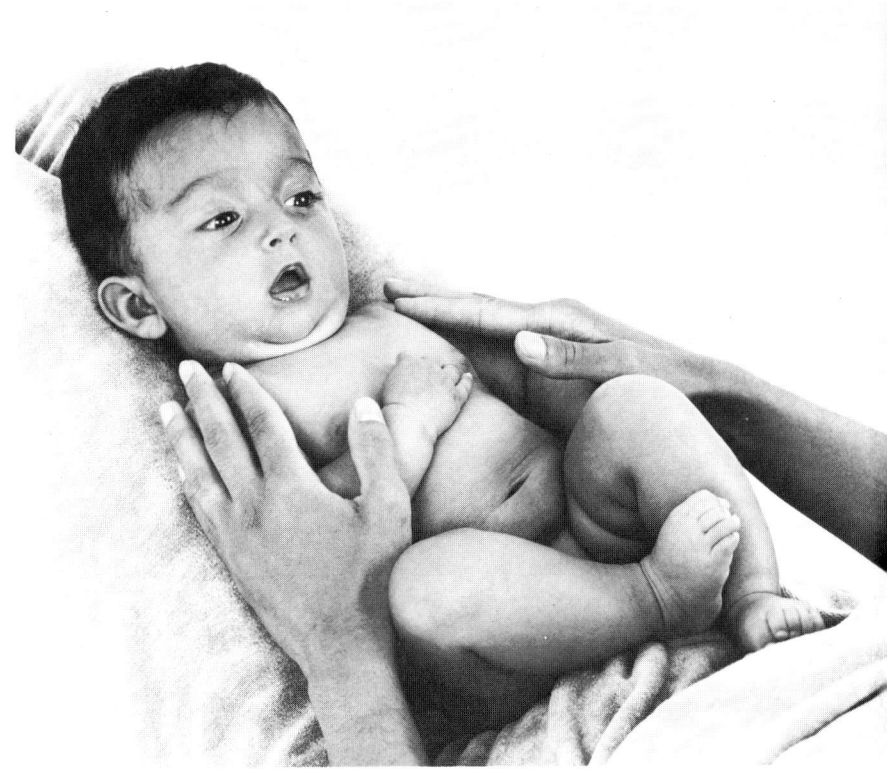

Dann streichen Sie die Arme entlang.

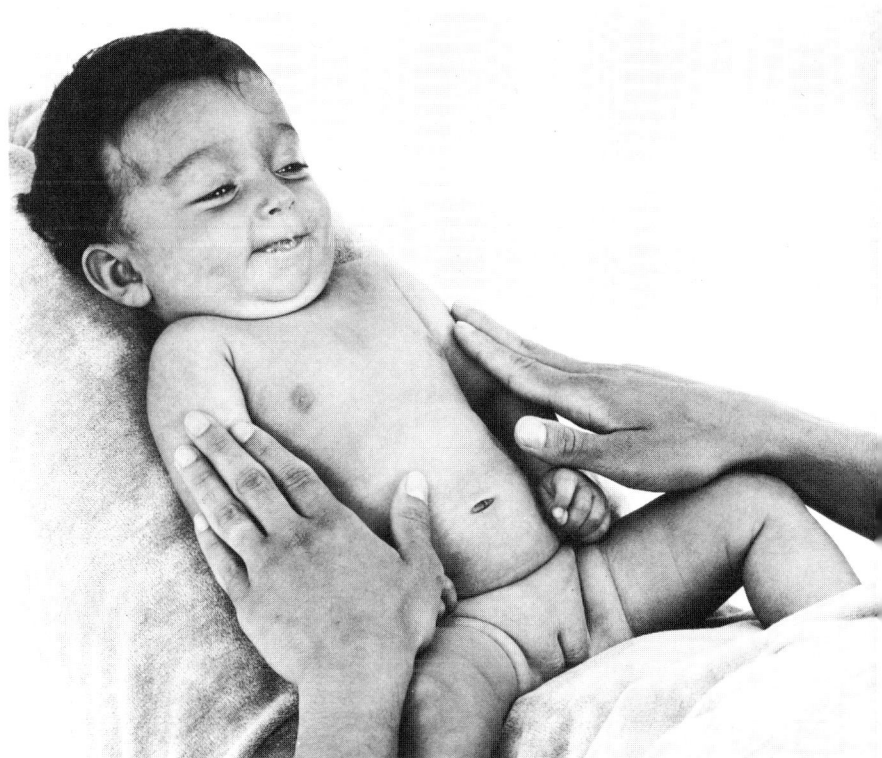

Wiederholen Sie das, bis Ihr Baby
seine Arme entspannt und aus-
streckt. Halten Sie jetzt den Unterarm mit einer Hand und streichen
Sie mit der anderen sanft den Arm
entlang.

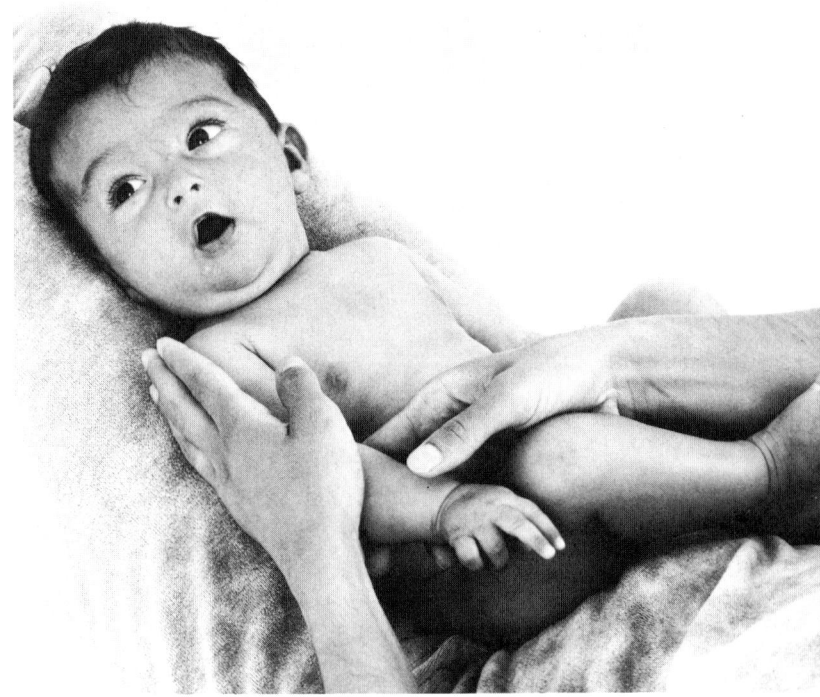

Massieren Sie dann mit den Fingerspitzen unter leichtem Druck
am Unterarm die Linie vom Hand-
gelenk zum Ellbogen.

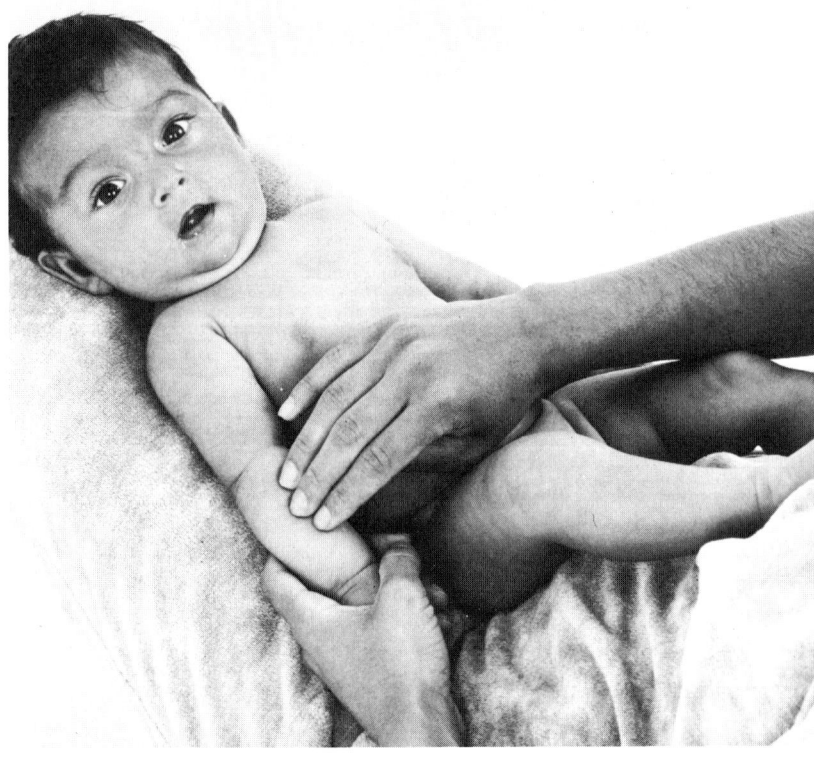

Kneten Sie Innen- und Außenseite
des Unterarms sanft mit beiden
Daumen.

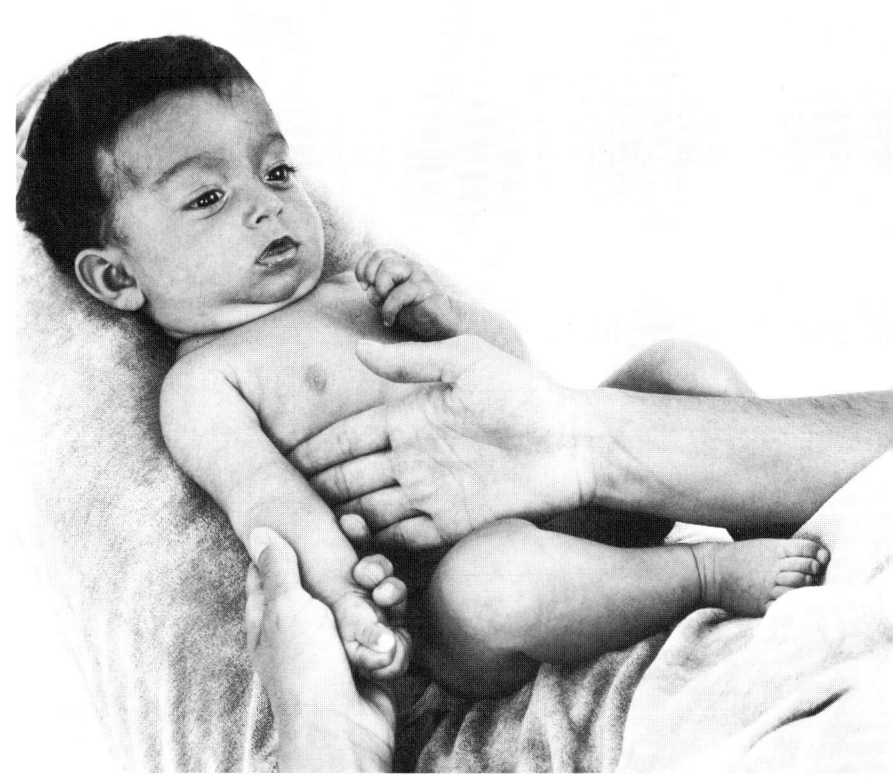

Kneten Sie sanft den Oberarm mit
der ganzen Hand.

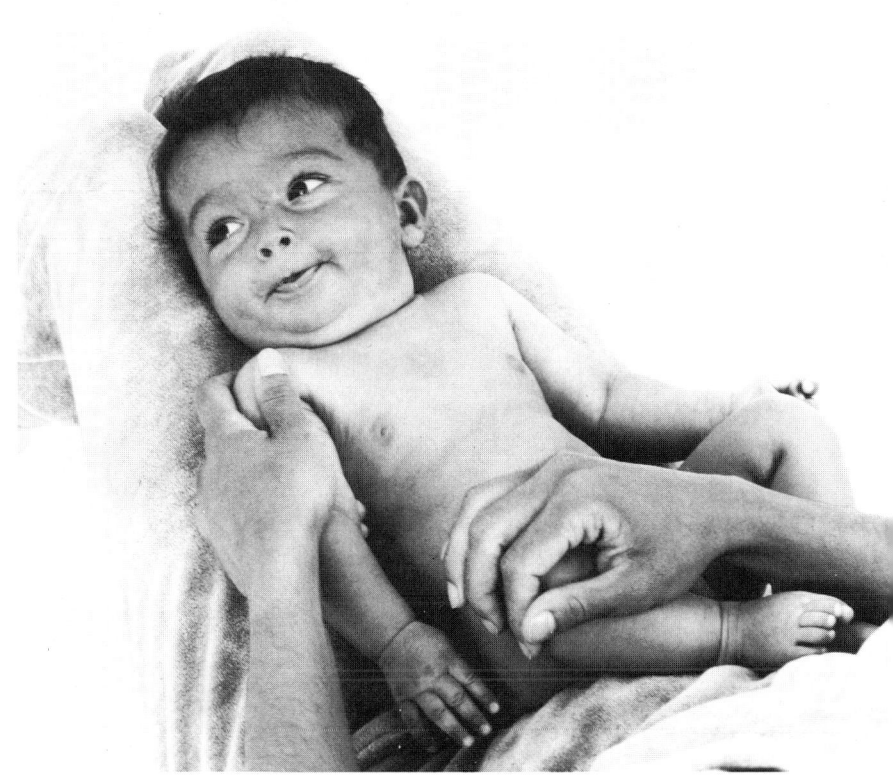

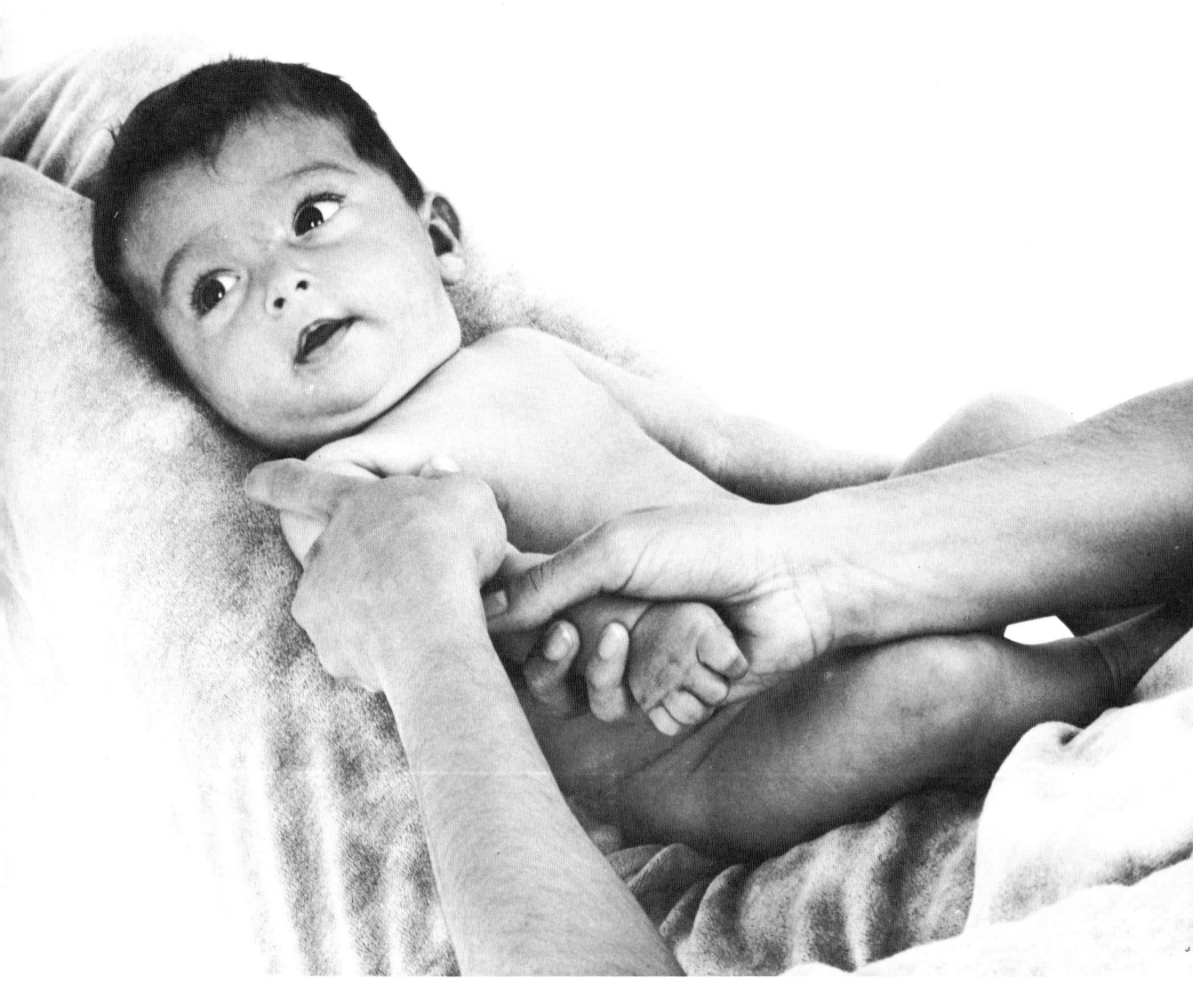

Zum Schluß fassen Sie den Arm
sanft mit beiden Händen und ziehen den ganzen Arm und die
Hand leicht durch Ihre Handflächen.

Wiederholen Sie beim anderen
Arm diese Massagebewegungen
oder auch nur einen Teil davon,
so oft es Ihnen beiden Spaß
macht.

Massieren Sie mit den Fingerspit-
zen unter leichtem Druck das
Schienbein vom Knie bis zum
Knöchel.

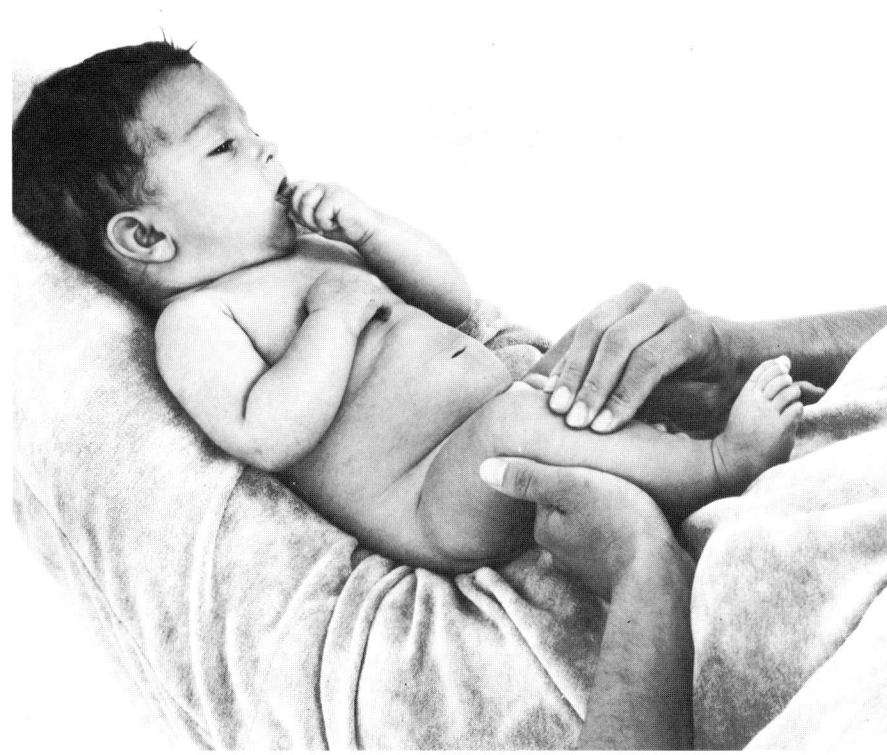

Nun massieren Sie den vorderen
Unterschenkelmuskel, den Sie
sanft mit dem Daumen kneten.

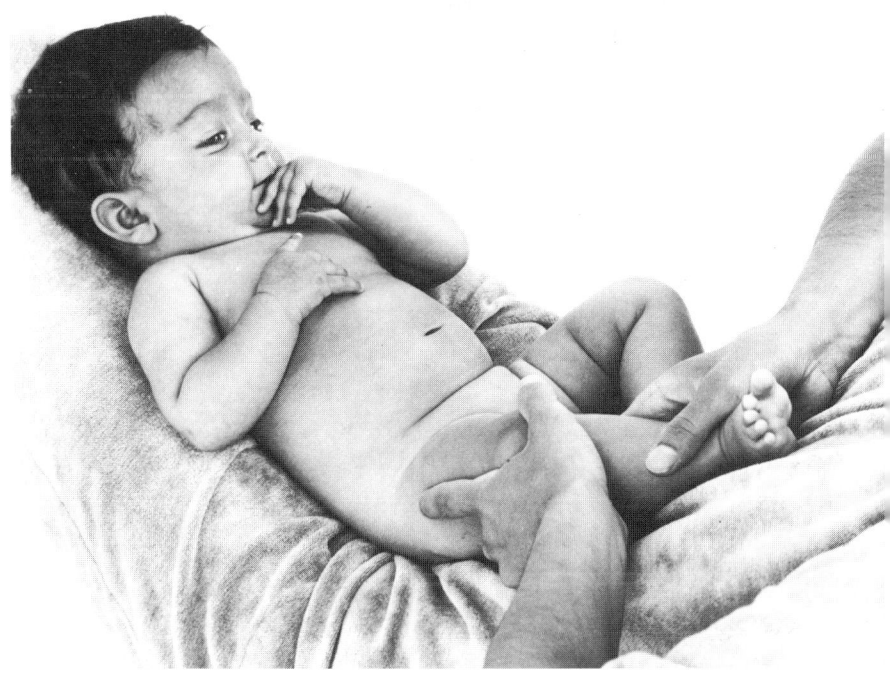

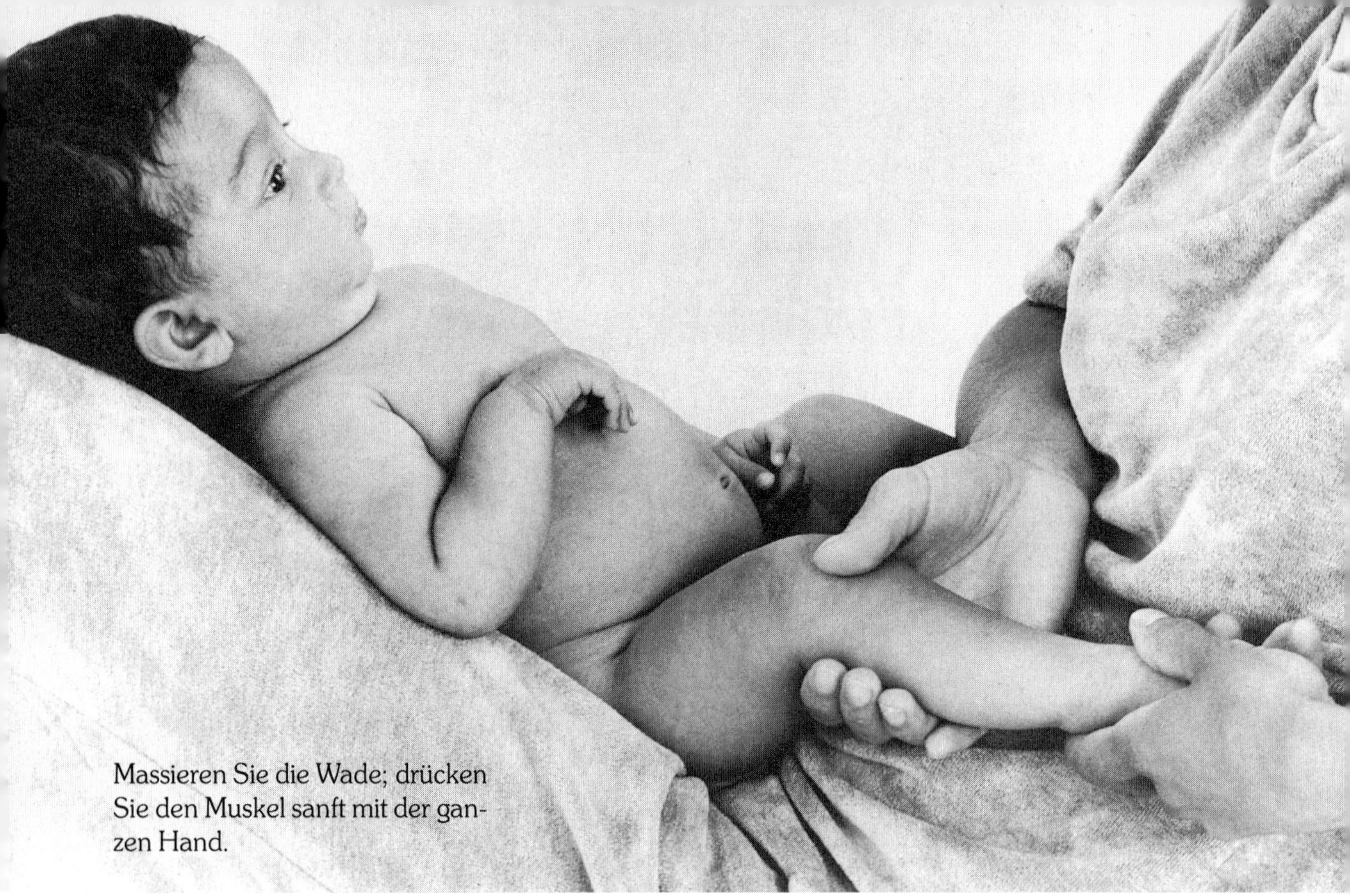

Massieren Sie die Wade; drücken
Sie den Muskel sanft mit der ganzen Hand.

Dann massieren Sie den Oberschenkel mit den Fingerspitzen.

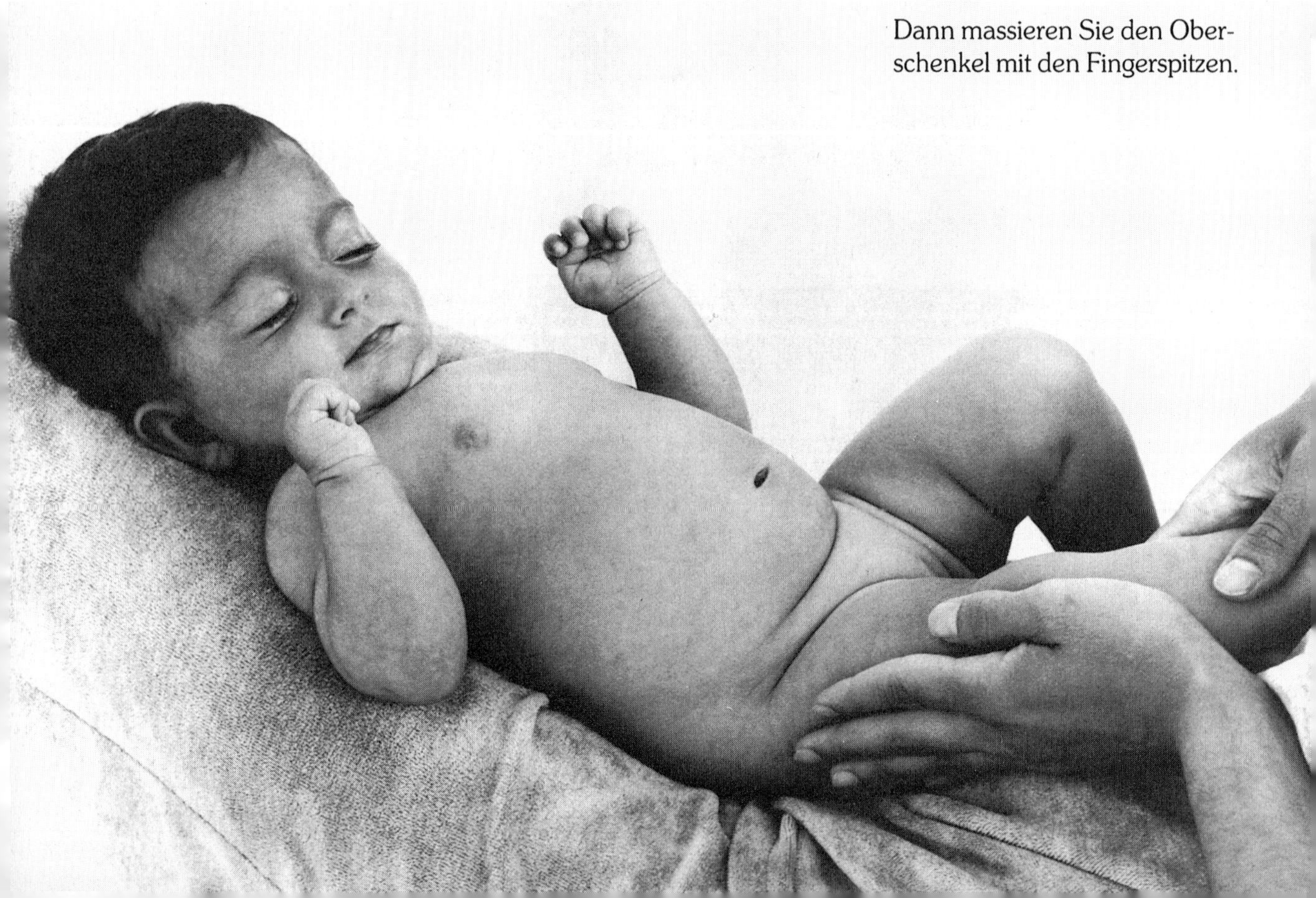

Massieren Sie die Vorderseite des
Oberschenkels; kneten Sie ihn
sanft mit der ganzen Hand.

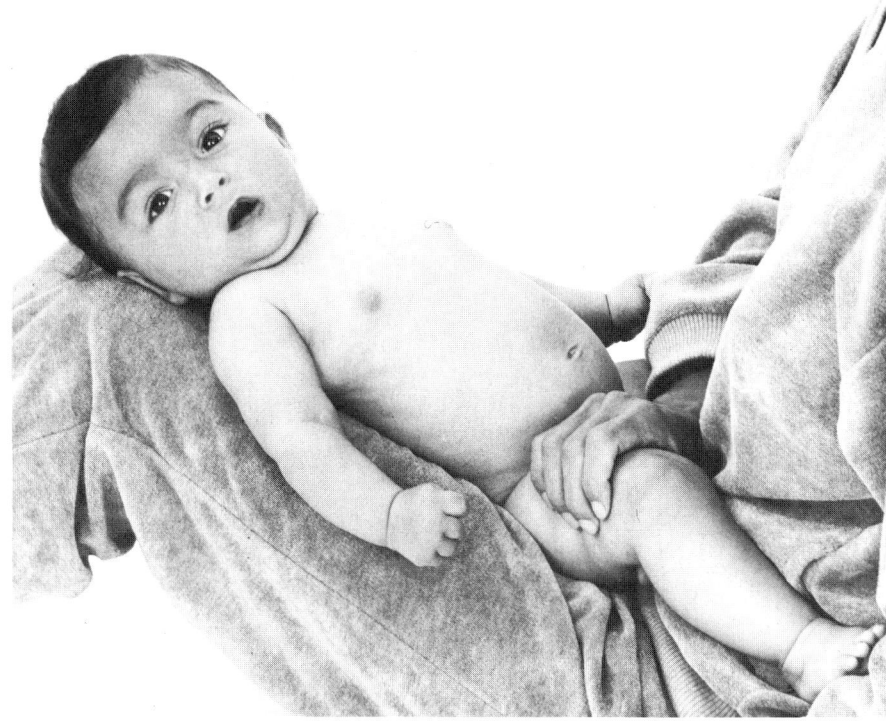

Dann die Rückseite, die Sie ebenfalls mit der ganzen Hand sanft
drücken und kneten.

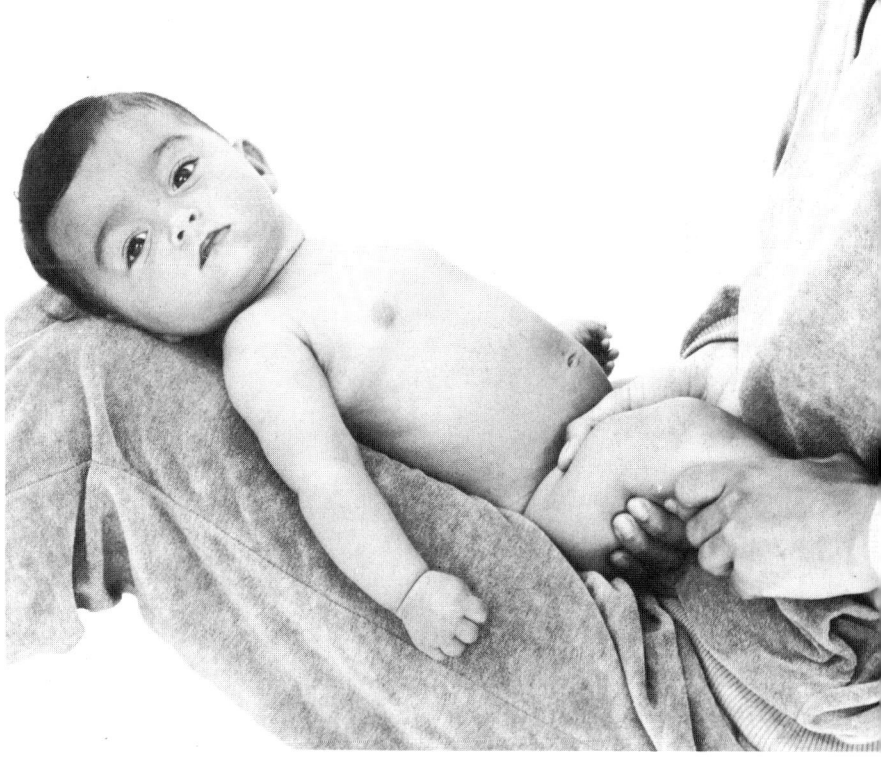

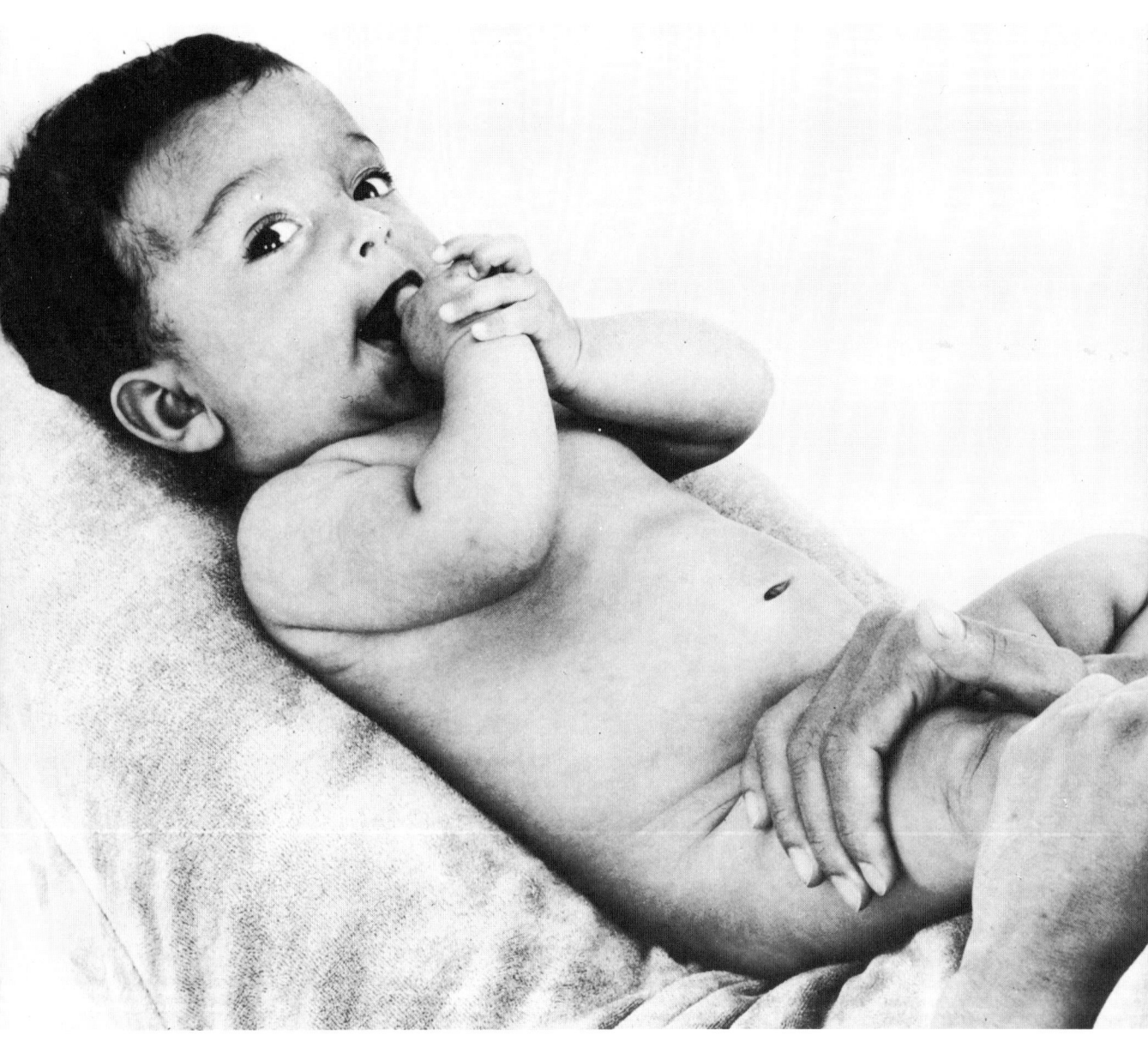

Zum Schluß ziehen Sie Bein und
Fuß durch Ihre Handflächen. Massieren Sie so beide Beine, und wiederholen Sie alles, solange es
Ihnen Spaß macht.

Hände und Füße

Weil der Kreislauf eines Babys noch nicht voll ausgereift ist, sind die Extremitäten – Hände und Füße – meist einige Grad kühler als der restliche Körper. Die meisten Babys sind in den ersten Wochen und Monaten dort stark angespannt, krallen die Zehen ein und halten die Fäustchen fest zusammengeballt. Werden Hände und Füße massiert, strömen Wärme und Gelöstheit durch den ganzen Körper, und der Kreislauf wird angeregt. Diese unaufdringliche Form der Massage entspannt und erfrischt und ist besonders in Phasen erhöhter Empfindlichkeit nützlich, wie beim Durchbruch der ersten Zähne.

Eine alte Massageform, die Reflexzonenmassage, lehrt, daß bestimmte Zonen der Hände und Füße durch das Nervensystem mit den verschiedenen inneren Organen verbunden sind. Es heißt, daß die Stimulation dieser Zonen durch Massage der Funktion dieser Organe äußerst förderlich ist.

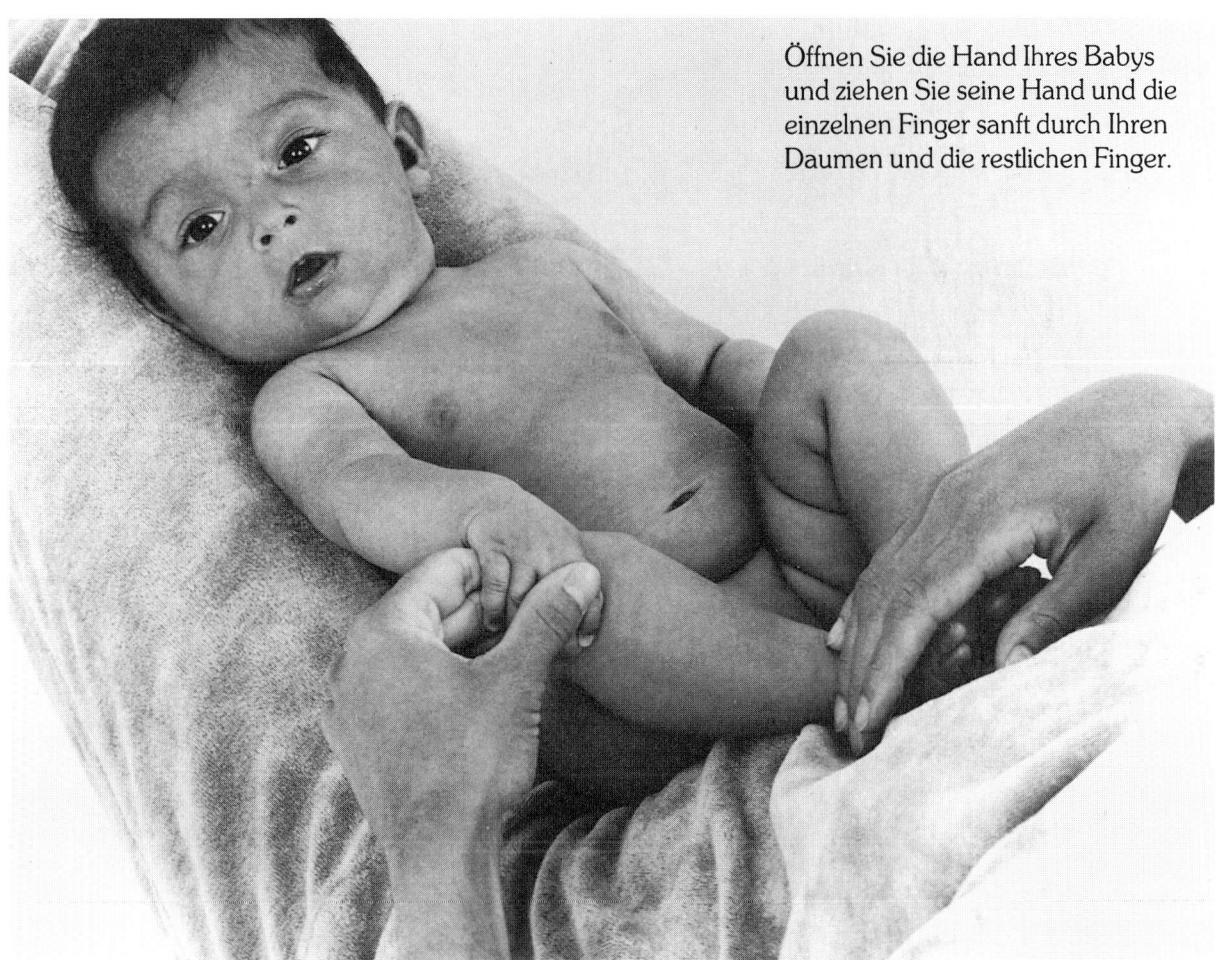

Öffnen Sie die Hand Ihres Babys und ziehen Sie seine Hand und die einzelnen Finger sanft durch Ihren Daumen und die restlichen Finger.

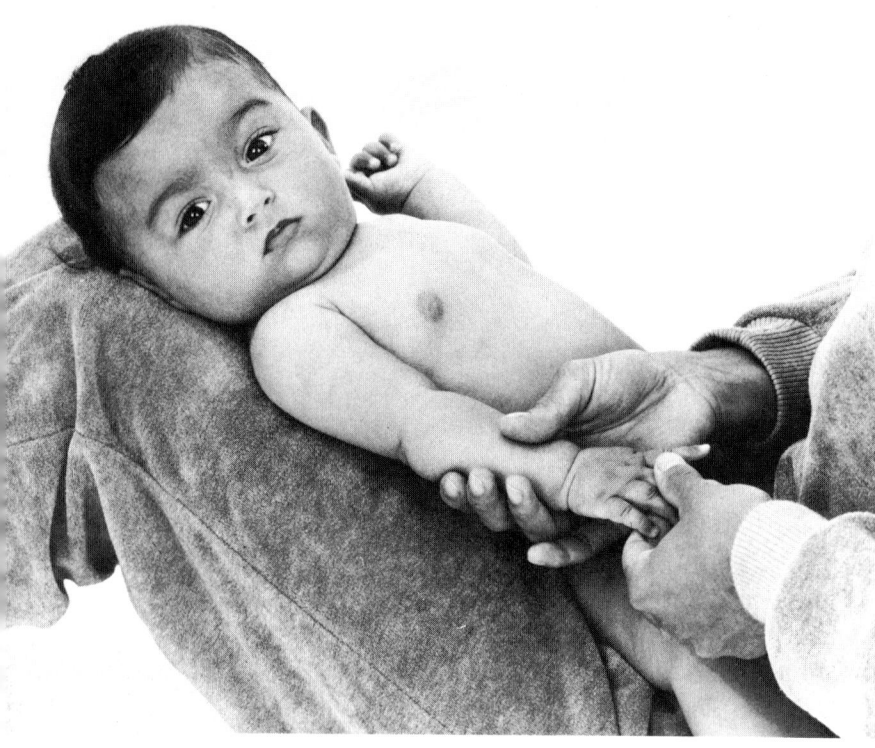

Spüren Sie der Struktur des Händchens zart nach; drücken und rollen Sie jedes Fingerchen zwischen Ihrem Daumen und Zeigefinger.

Öffnen Sie die Finger wie einen Fächer.

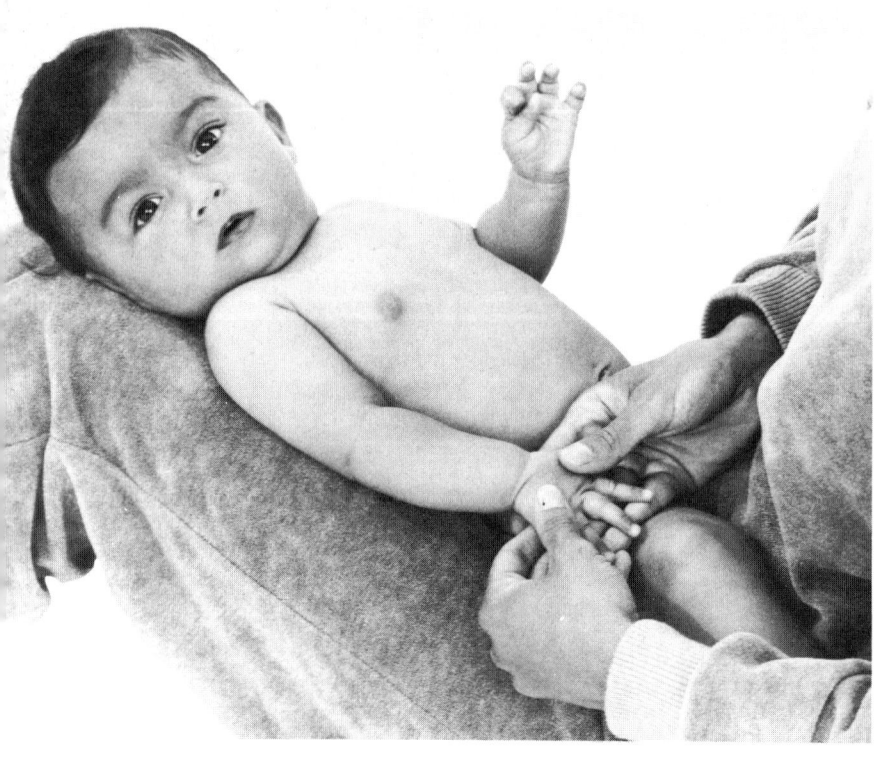

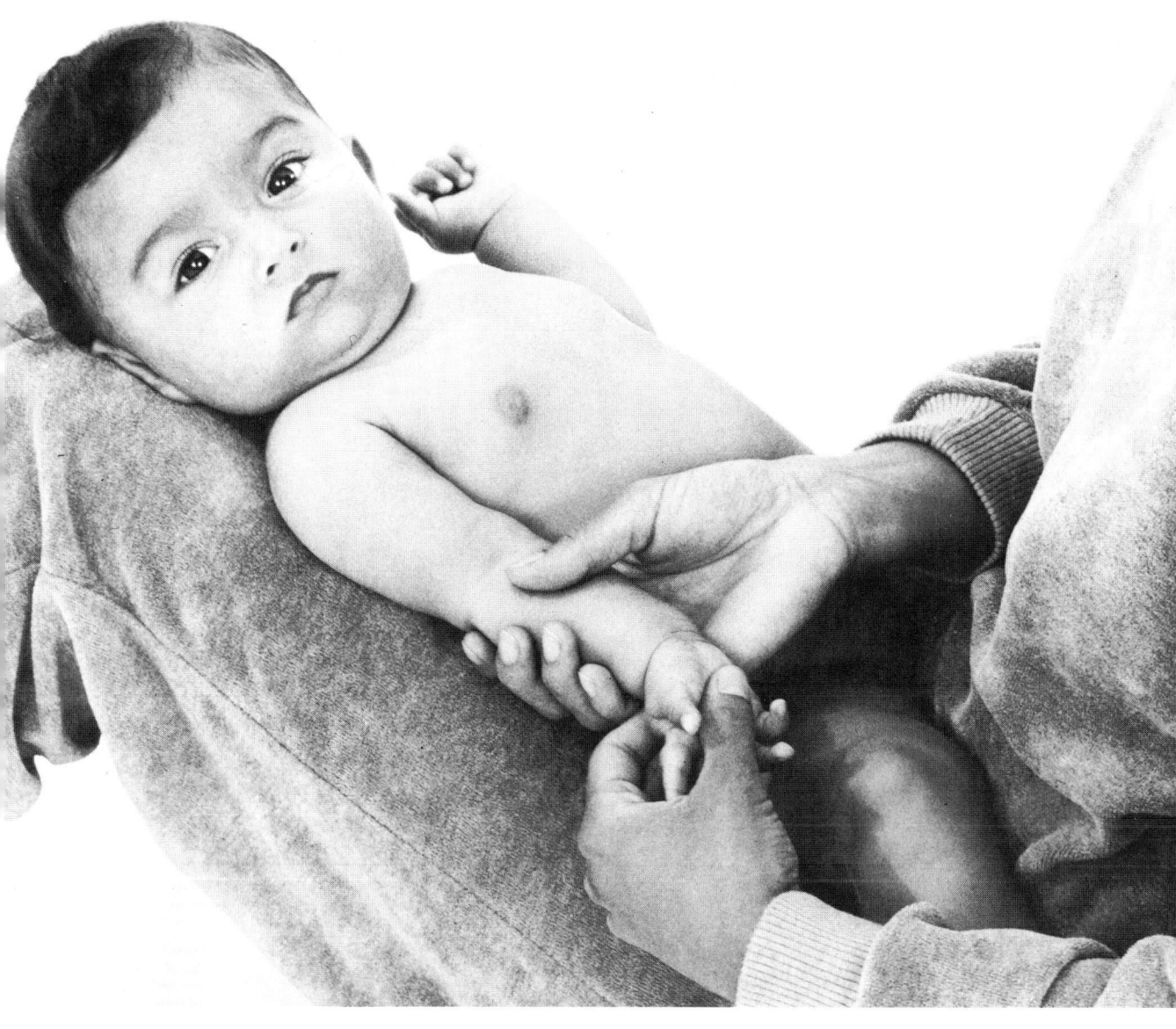

Drücken Sie nun den Knöchel am
Ansatz jedes Fingers; drücken und
rollen Sie dann sanft die Handflä-
che zwischen Ihrem Daumen und
Zeigefinger, vom Rand bis zur
Mitte.
Machen Sie das auch bei der ande-
ren Hand.

Öffnen Sie den Fuß Ihres Babys, indem Sie ihn sanft durch Ihren Daumen und die restlichen Finger ziehen.

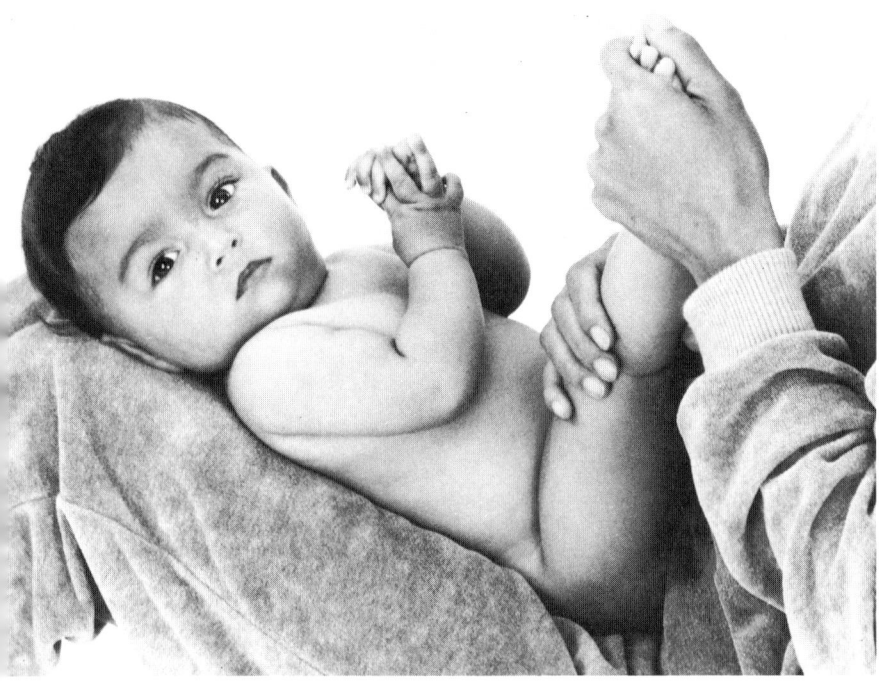

Tasten Sie zart der Struktur des Füßchens nach; drücken und rollen Sie jeden Zeh zwischen Daumen und Zeigefinger.

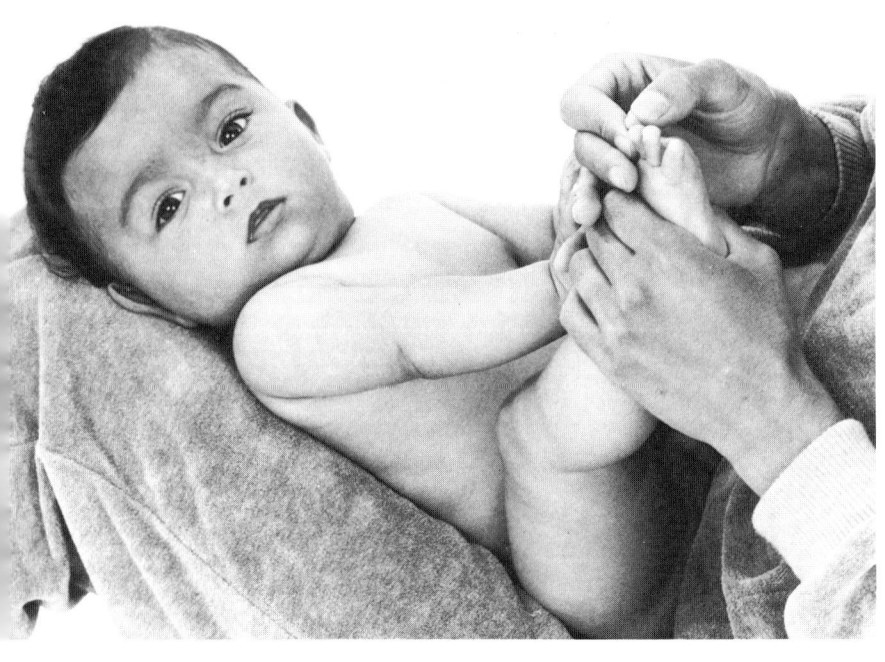

Öffnen Sie die Zehen wie einen Fächer.

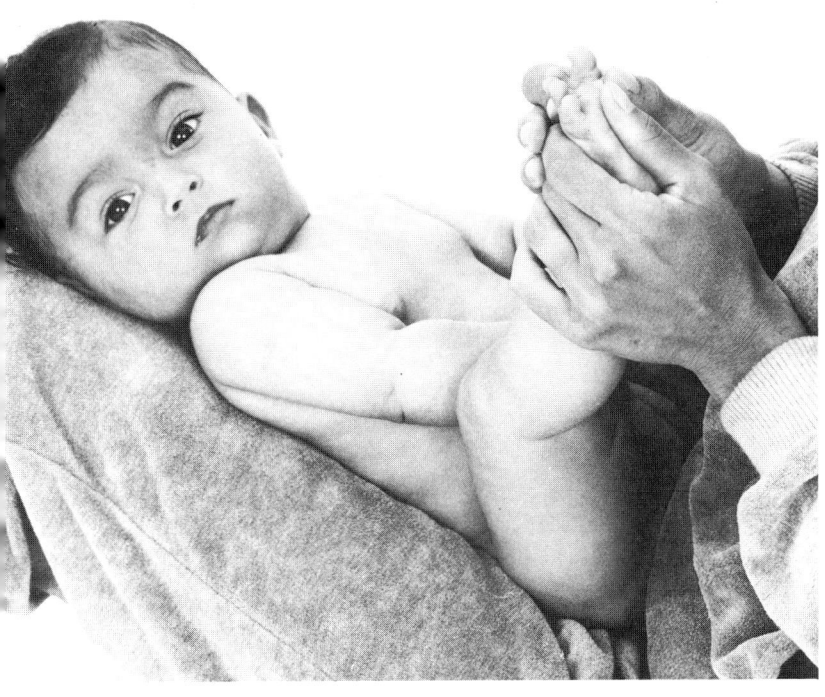

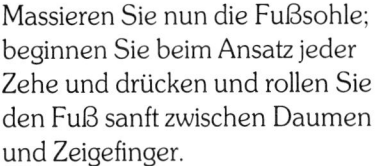

Massieren Sie nun die Fußsohle; beginnen Sie beim Ansatz jeder Zehe und drücken und rollen Sie den Fuß sanft zwischen Daumen und Zeigefinger.

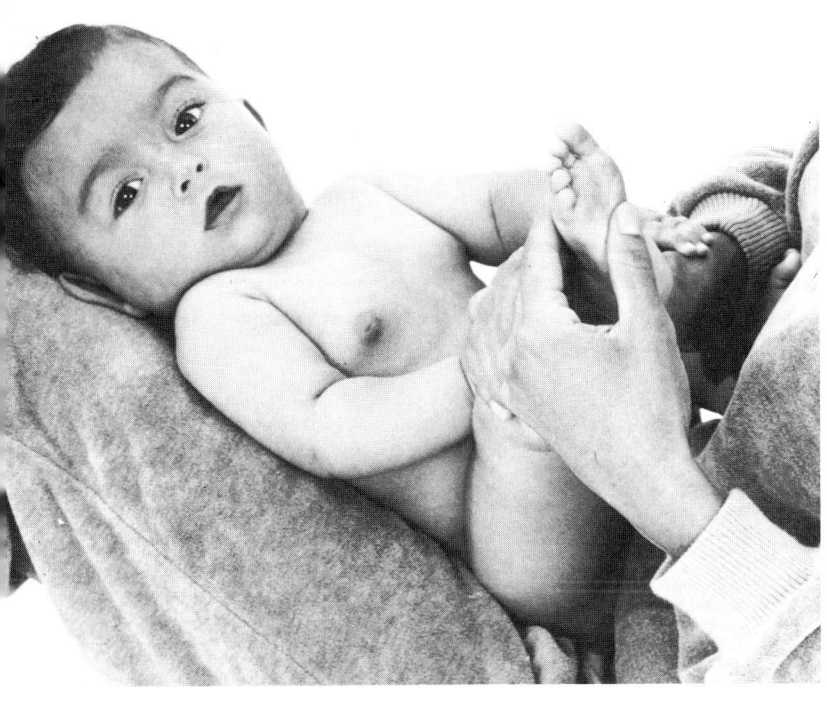

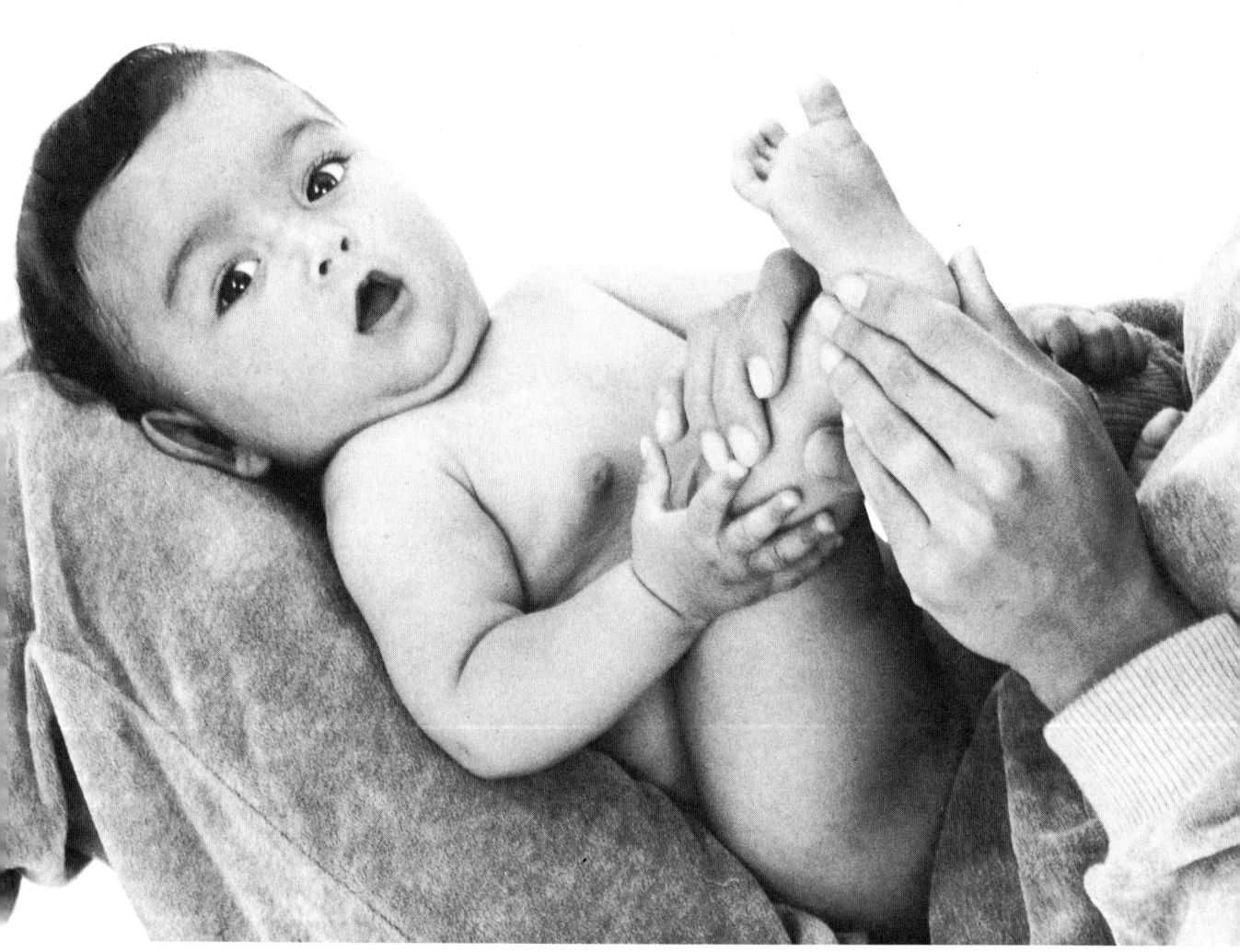

Nun massieren Sie sanft um die
Ferse herum und rollen sie zwischen Daumen und Zeigefinger.

Schultern, Brust und Bauch

Massieren Sie oben an den Schultern entlang und seitlich herunter; kneten und drücken Sie sie dabei sanft mit den Fingern.

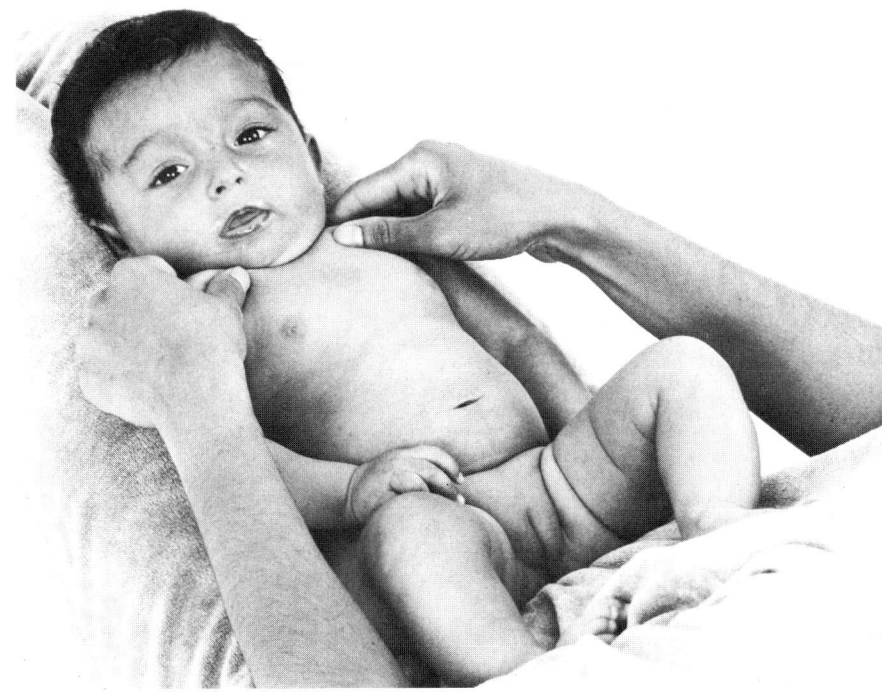

Legen Sie jetzt die Hände so auf die Brust, daß Ihre Finger die Schultern umfassen, und kneten und drücken Sie die Schultern sanft mit der ganzen Hand.

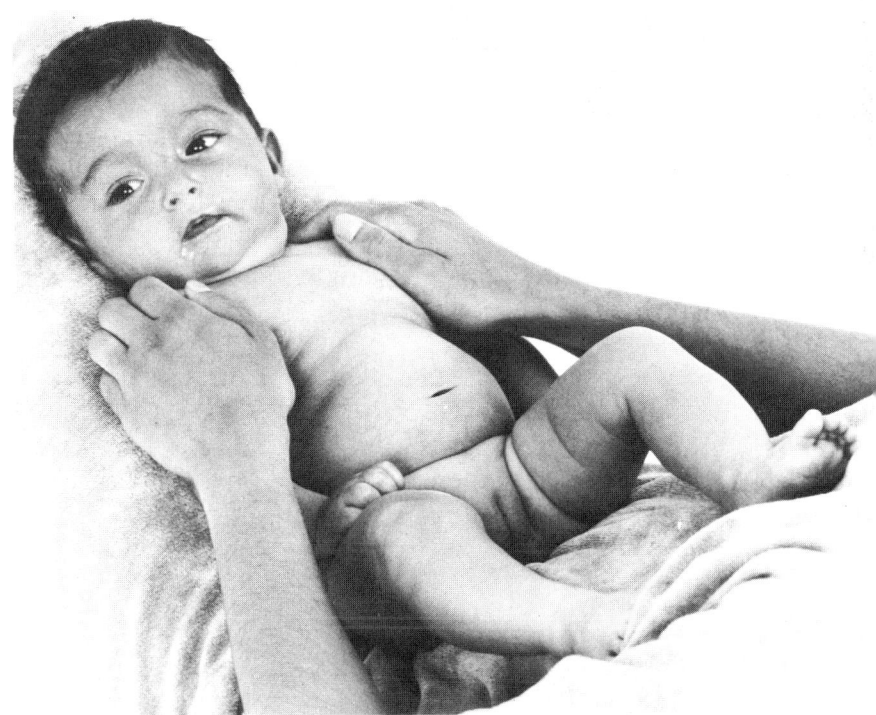

Nun legen Sie die Finger auf die
obere Partie des Brustbeins.

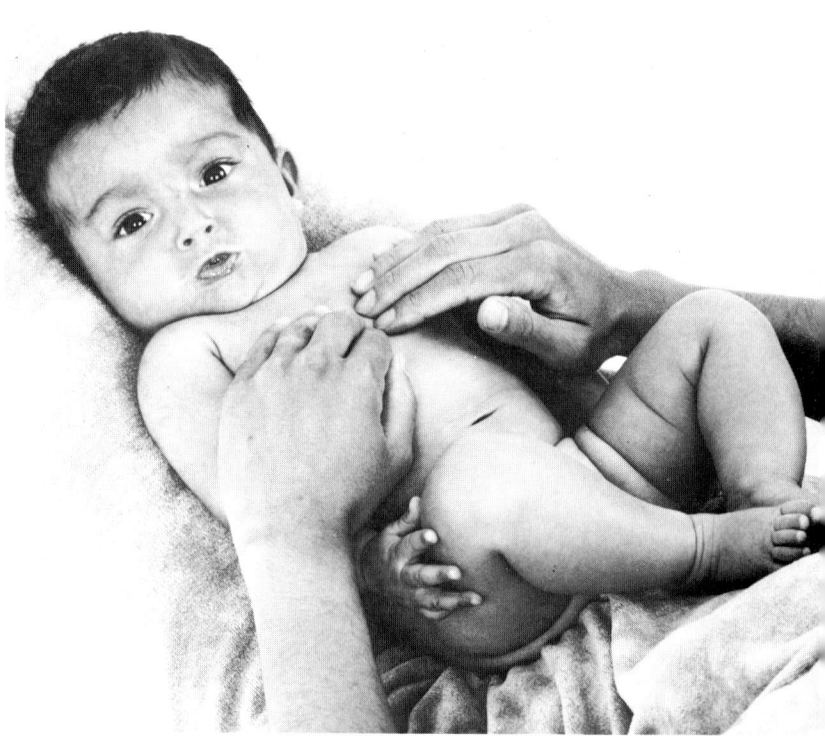

Massieren Sie sanft nach oben und
nach außen, über die Schultern
weg.

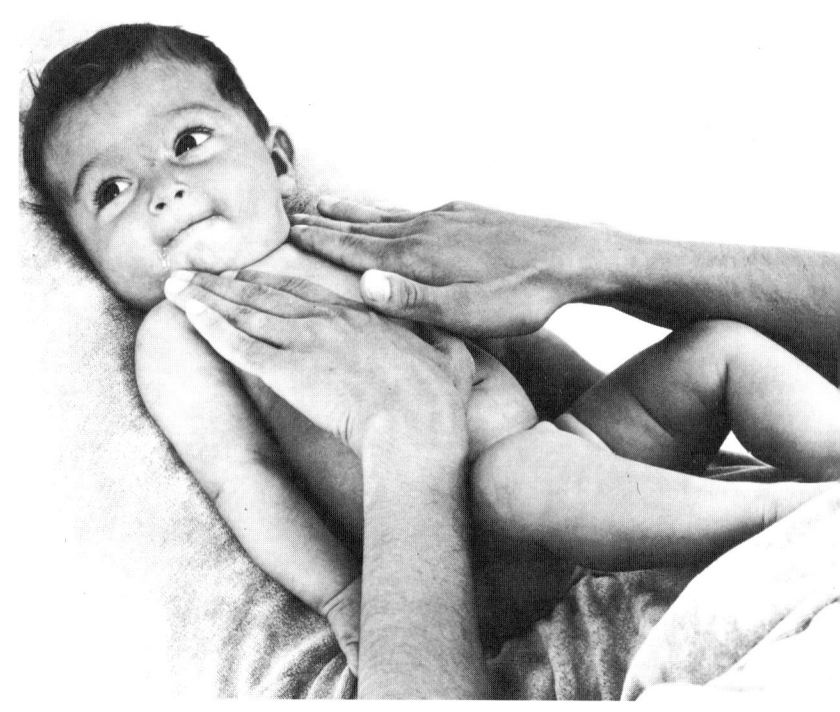

56

Legen Sie jetzt die Finger auf die
untere Partie des Brustbeins.

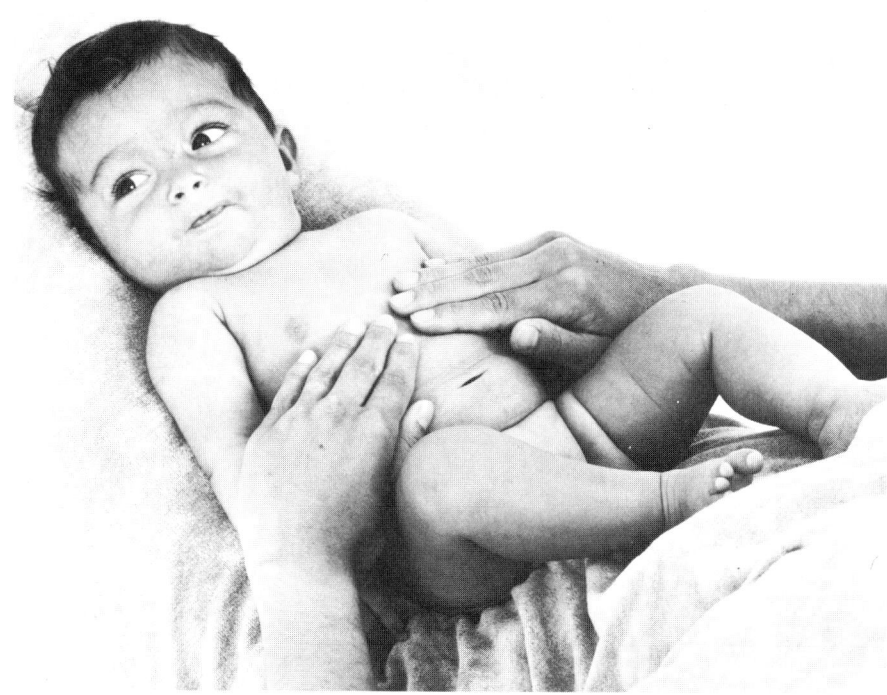

Massieren Sie sanft nach unten
und nach außen; spüren Sie den
Rippen nach.

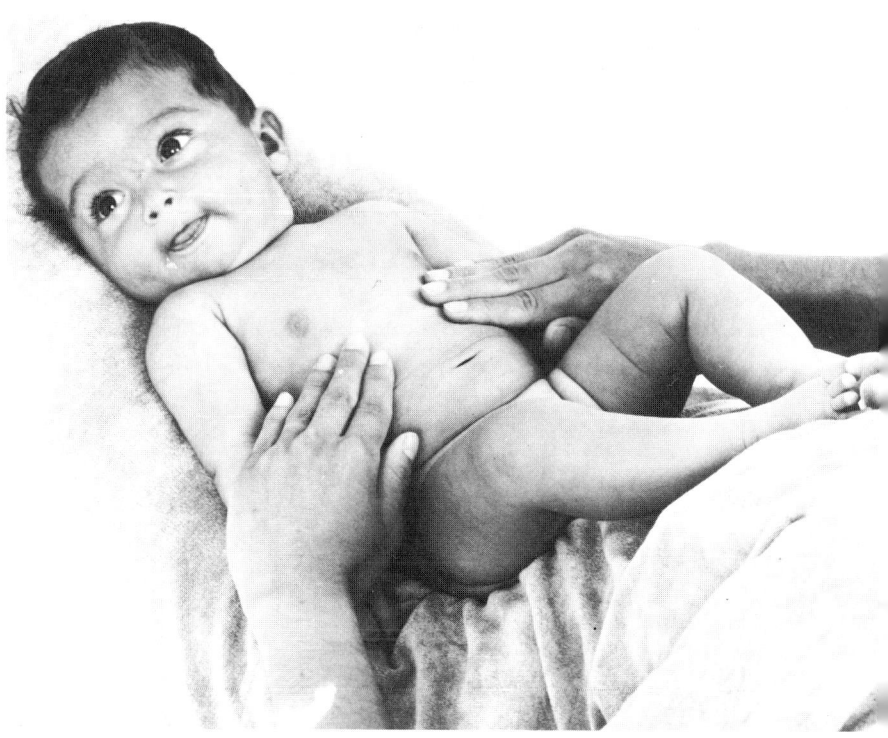

Jetzt legen Sie beide Hände sanft
auf die Brust Ihres Babys und streichen nach außen, über die Arme.

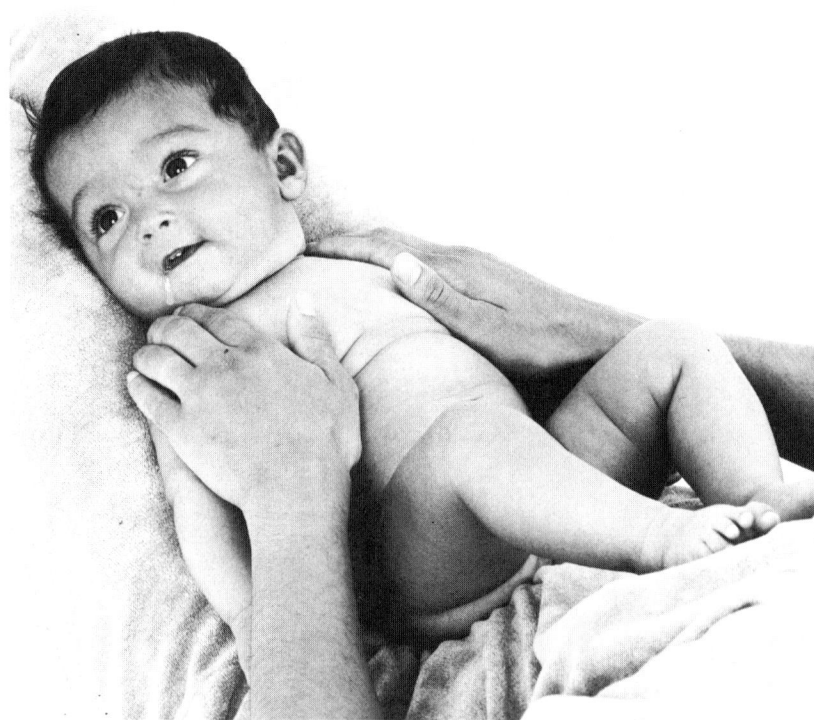

Legen Sie sanft Ihre Hand auf den
Bauch Ihres Babys. Drücken Sie
ihn ganz leicht; bewegen Sie Ihre
Hand von einer Seite zur anderen.

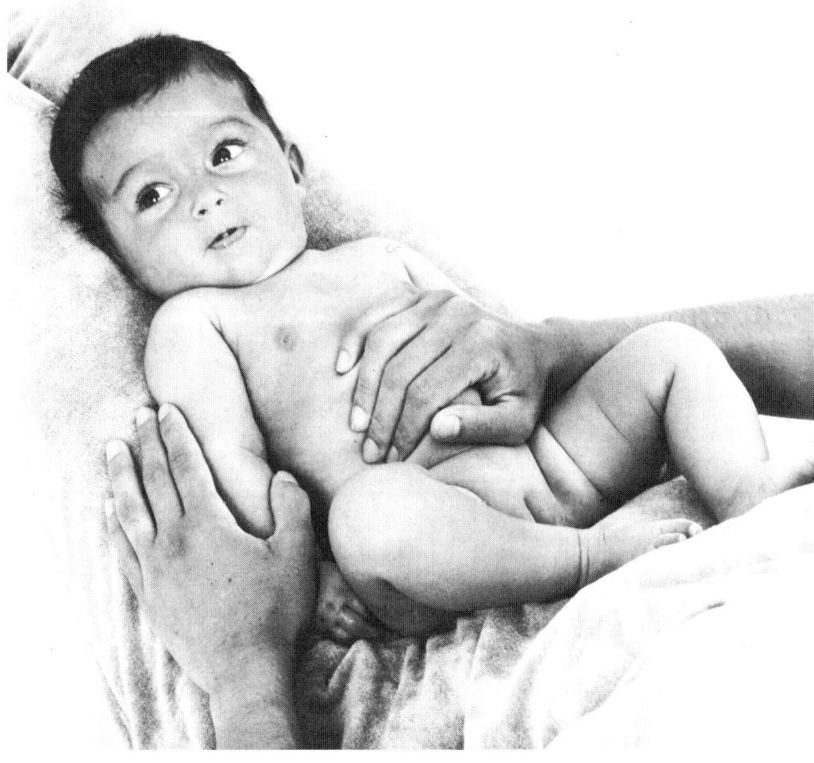

58

Legen Sie Ihre entspannten Hände auf den Bauch Ihres Babys, und zwar eine oberhalb der anderen. Streichen Sie nun im Uhrzeigersinn um den Nabel herum und achten Sie darauf, immer eine Hand auf dem Bauch liegen zu lassen und die andere hochzuheben, wenn Sie einen Kreis vollendet haben.

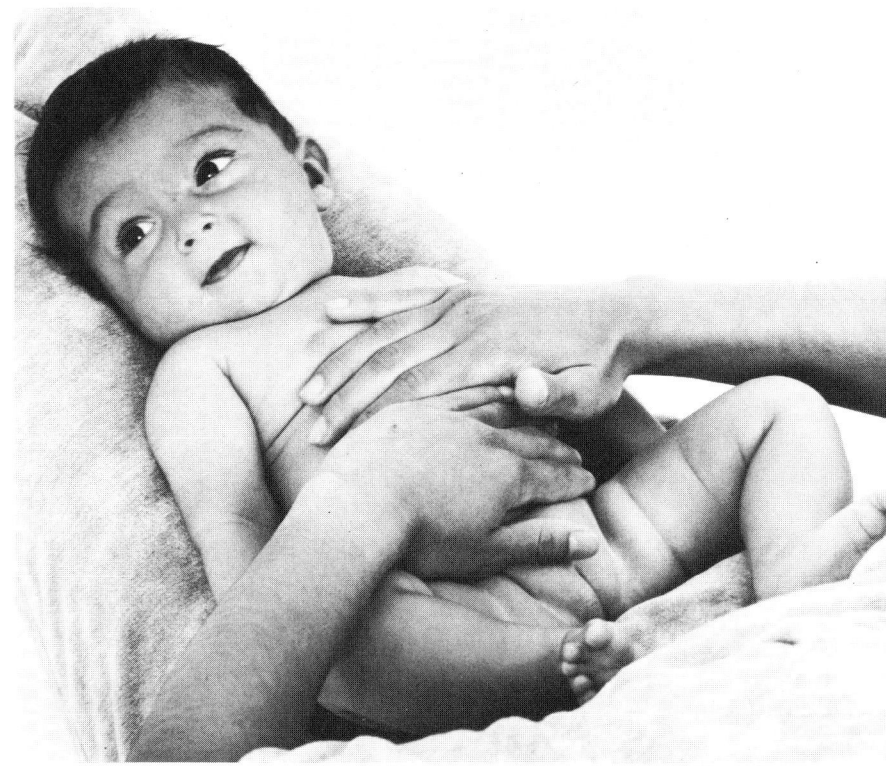

Wiederholen Sie dieses Umkreisen des Nabels mit leichtem Druck der Fingerspitzen beider Hände, wieder im Uhrzeigersinn.

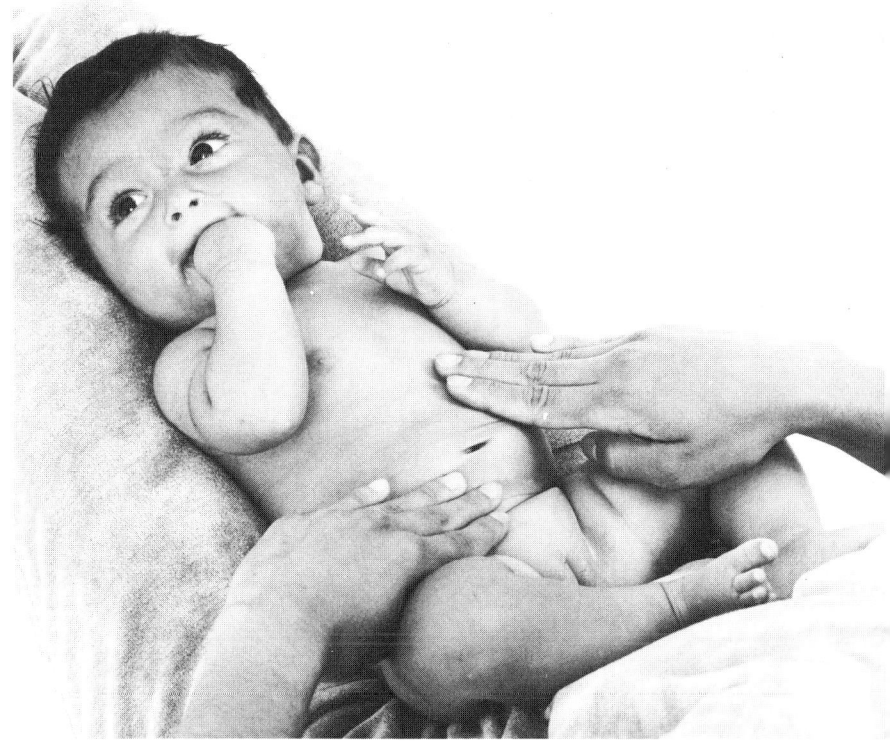

Wiederholen Sie dasselbe mit
leichtem Druck der Fingerspitzen
von nur einer Hand und ziehen Sie
immer größere Kreise um den
Nabel herum.

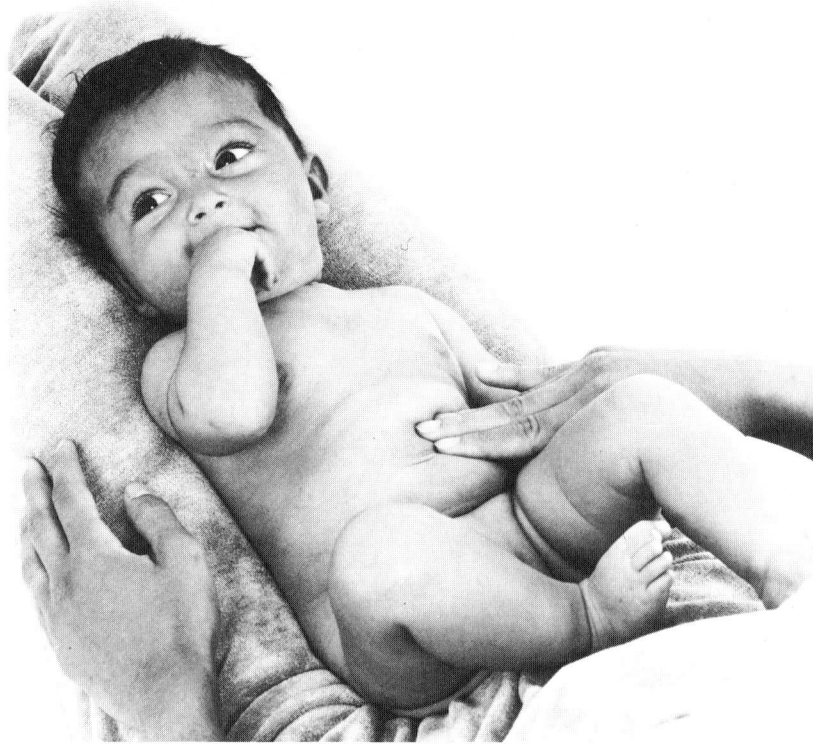

Zum Schluß umkreisen Sie den
Nabel wieder mit beiden entspann-
ten Händen, die mit ihrem vollen
Gewicht auf dem Bauch ruhen.

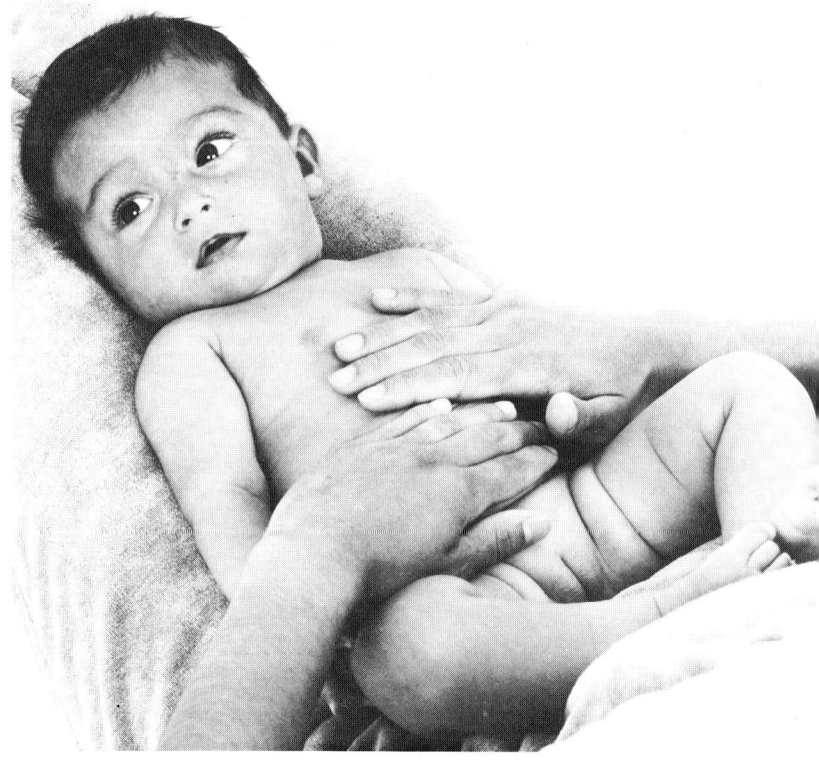

60

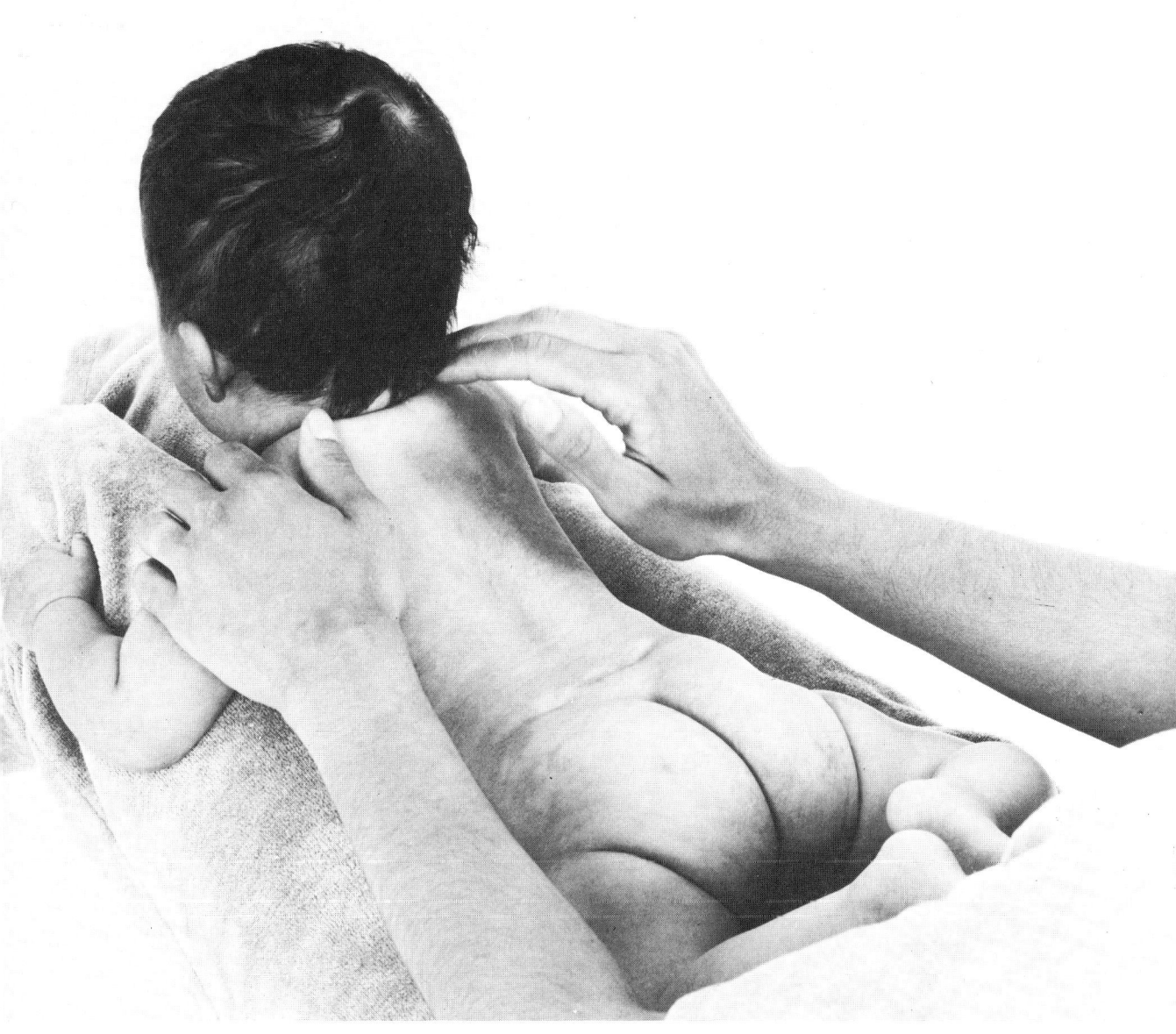

Rücken und Kopf

Legen Sie Ihr Baby mit dem Bauch
auf Ihre Beine. Reden Sie mit ihm
und singen Sie ihm etwas vor,
streicheln und beruhigen Sie es
und wiegen Sie es sacht von einer
Seite zur anderen. Umfassen Sie
mit entspannten Händen die
Schultern Ihres Babys von hinten.

Nun streichen Sie die Wirbelsäule
entlang zum Po; die entspannten
Hände liegen dabei mit ihrem ganzen Gewicht auf.

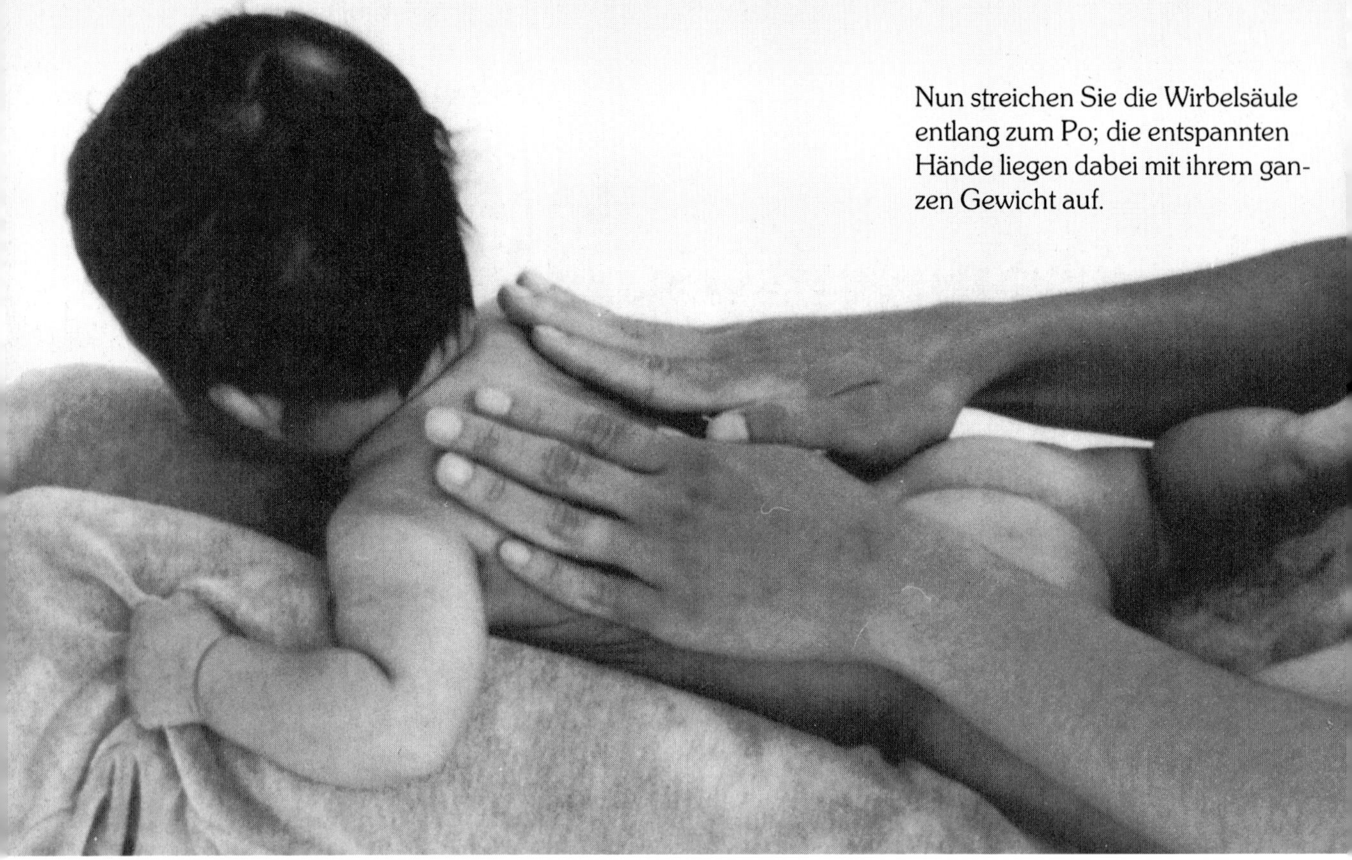

Machen Sie das, so oft Sie Lust
haben.

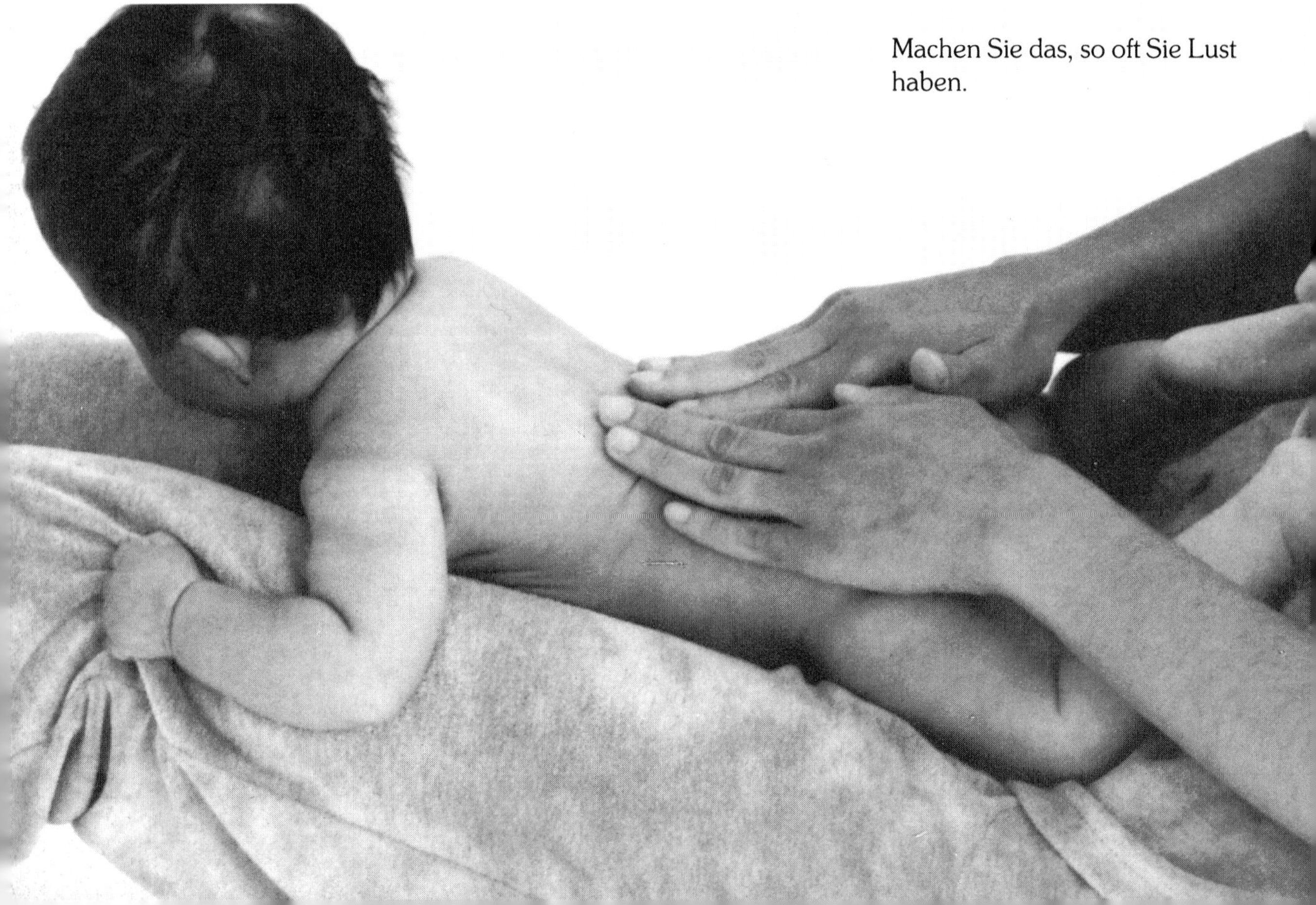

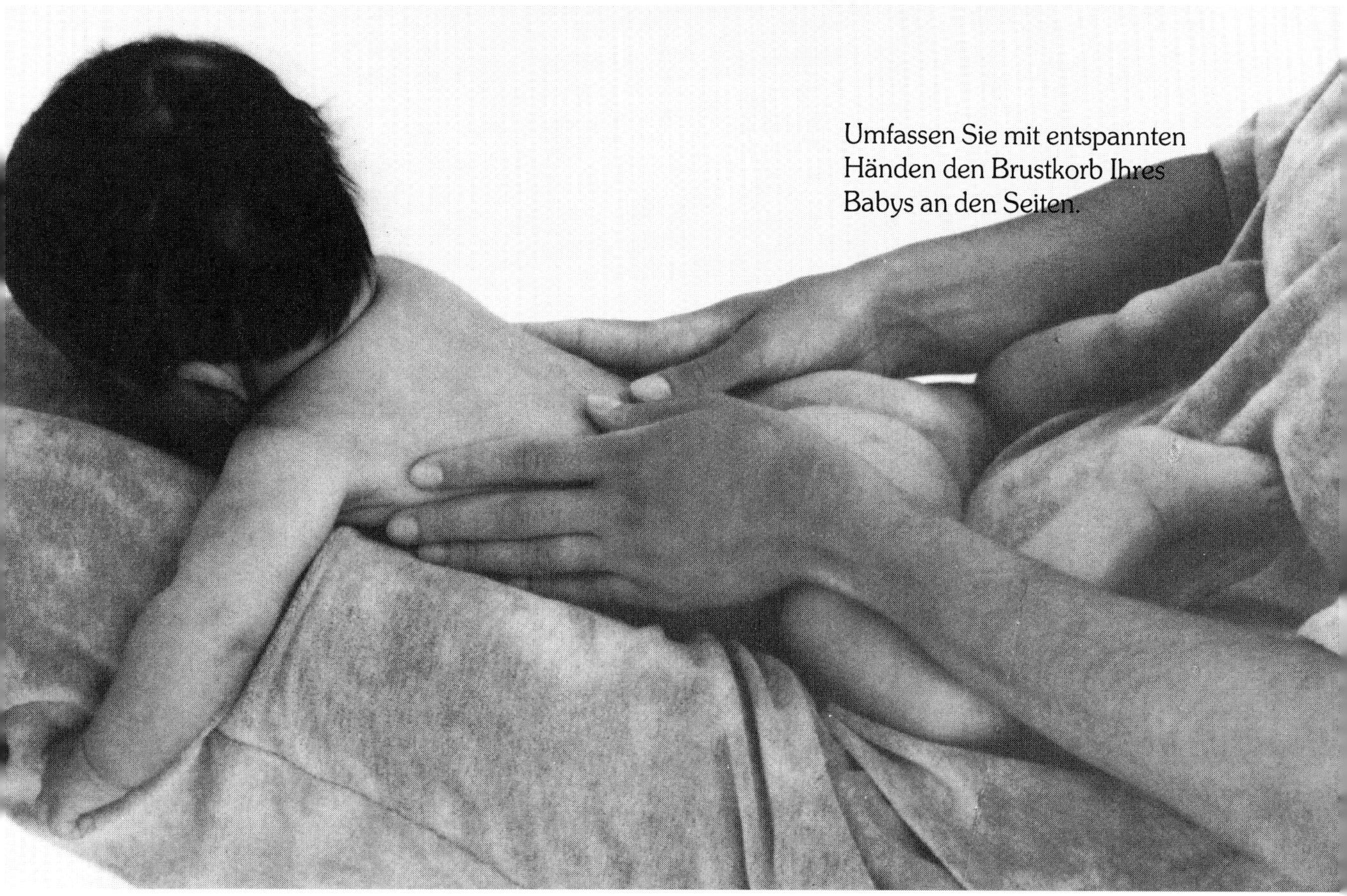

Umfassen Sie mit entspannten
Händen den Brustkorb Ihres
Babys an den Seiten.

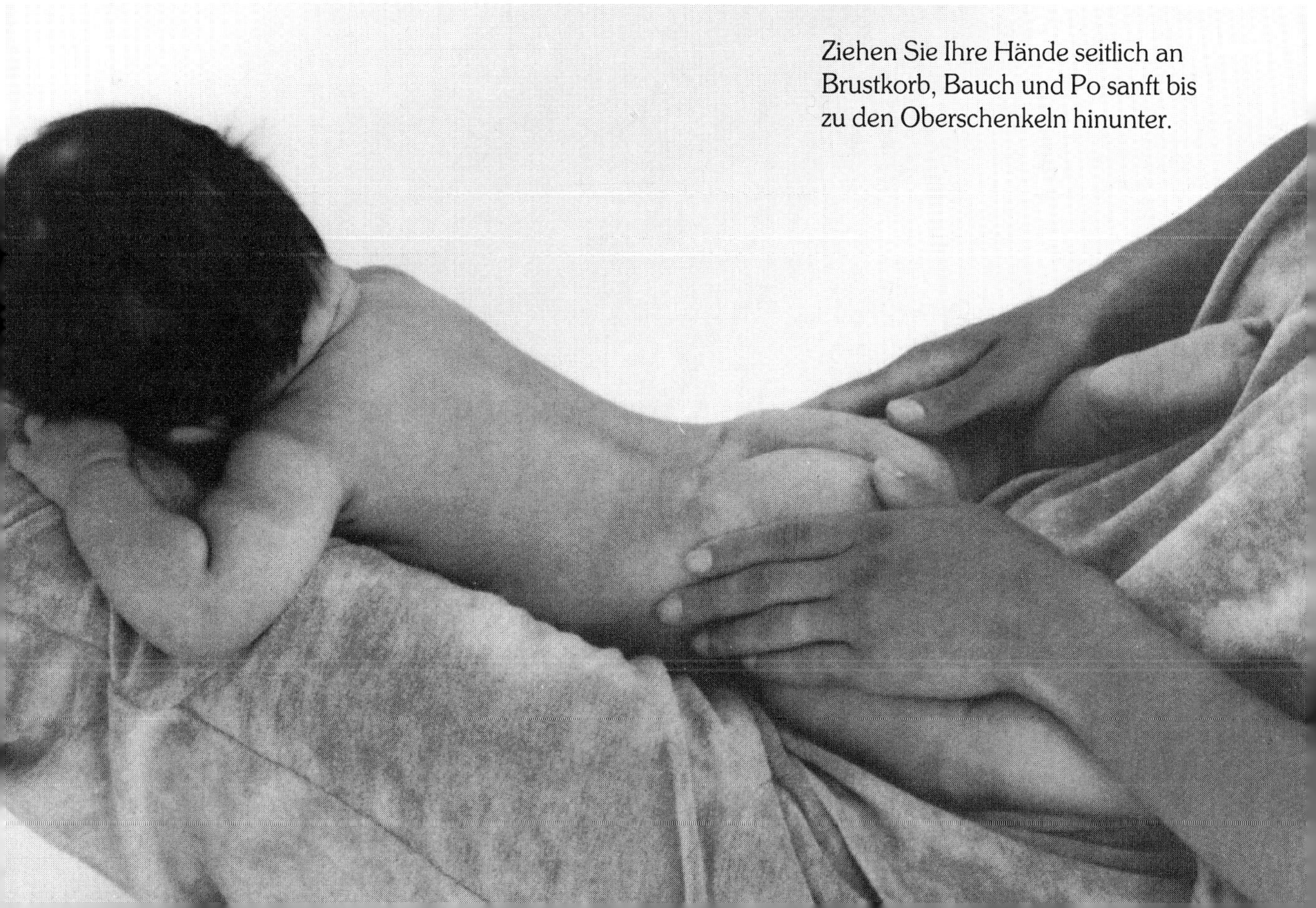

Ziehen Sie Ihre Hände seitlich an
Brustkorb, Bauch und Po sanft bis
zu den Oberschenkeln hinunter.

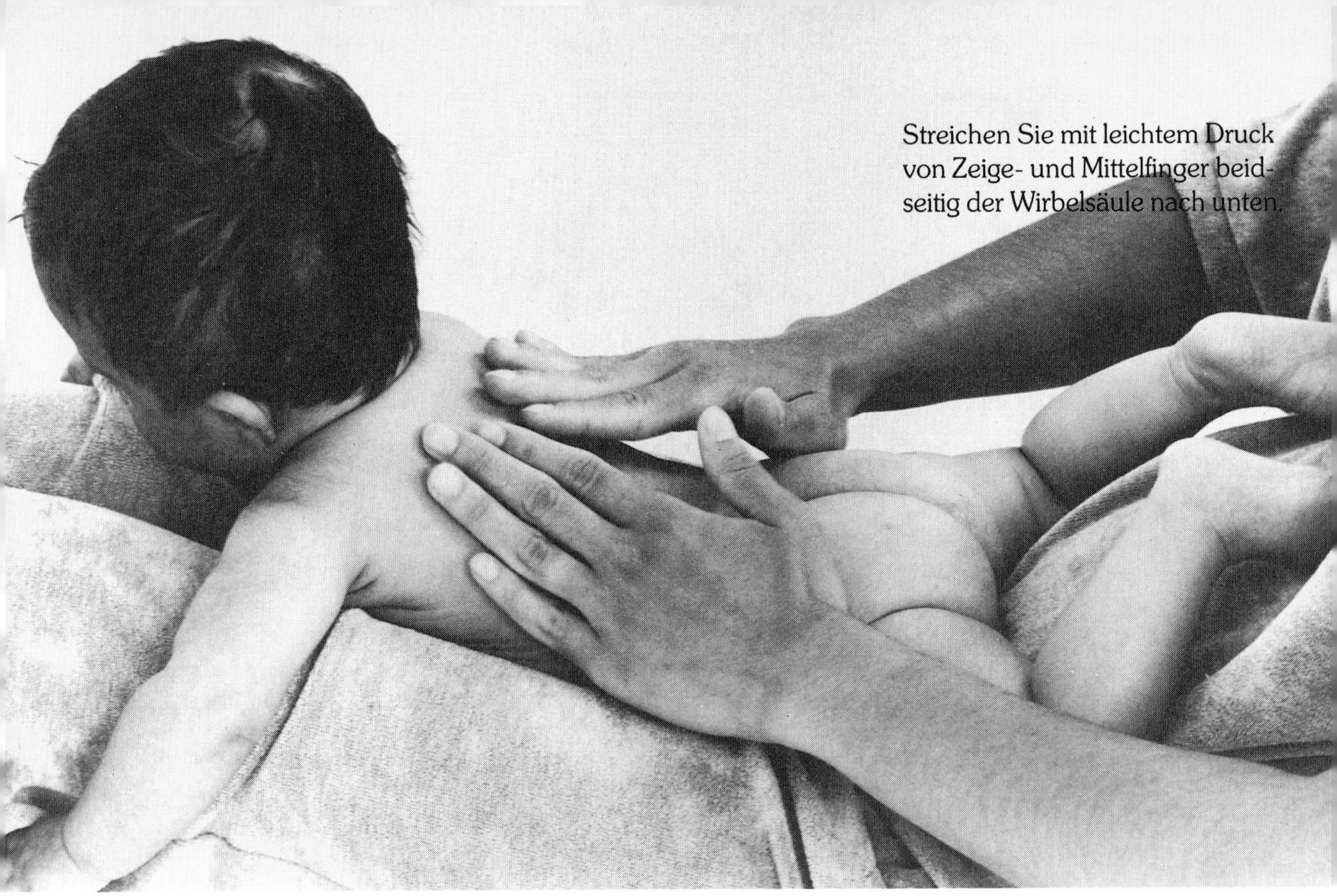

Streichen Sie mit leichtem Druck
von Zeige- und Mittelfinger beidseitig der Wirbelsäule nach unten.

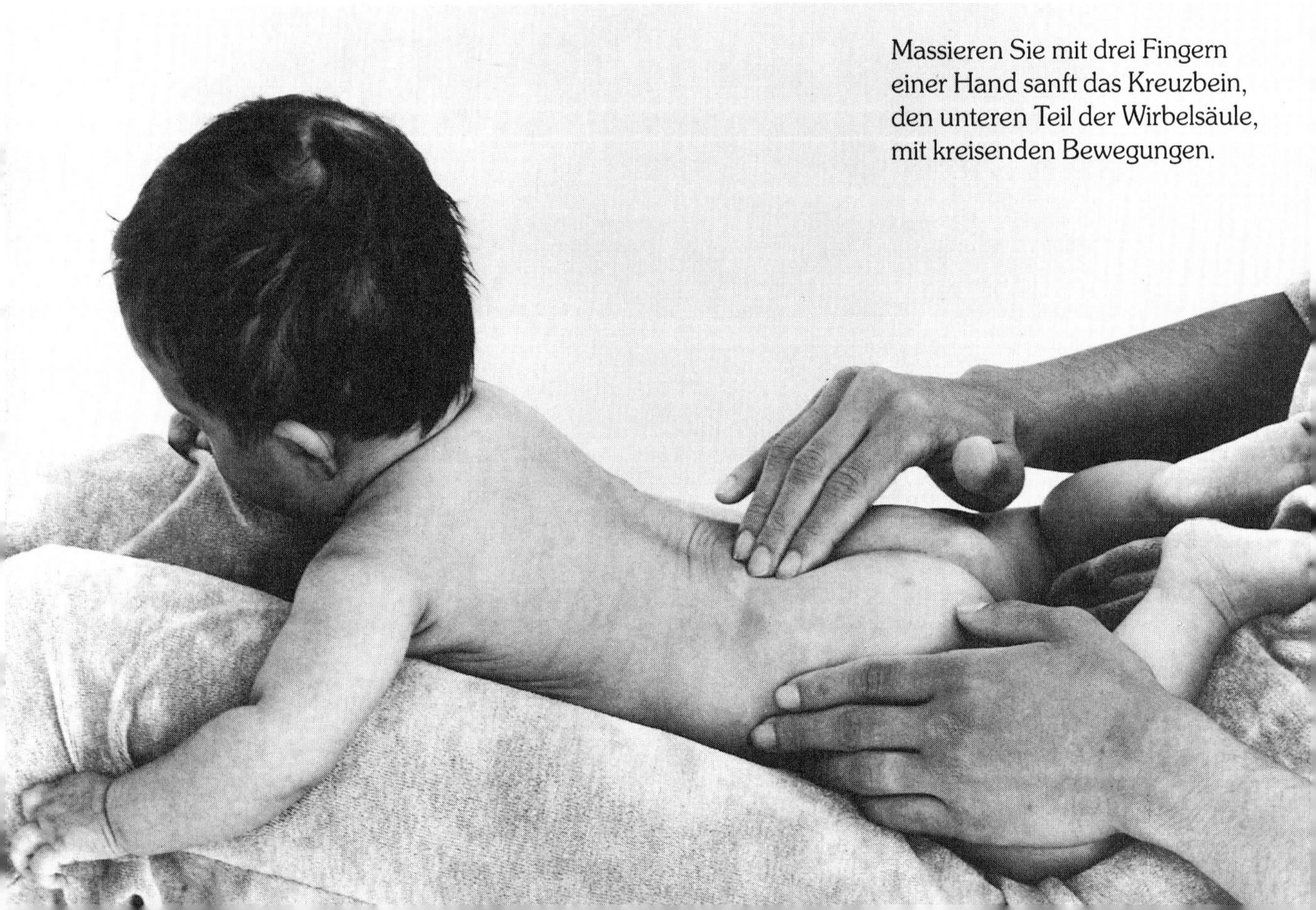

Massieren Sie mit drei Fingern
einer Hand sanft das Kreuzbein,
den unteren Teil der Wirbelsäule,
mit kreisenden Bewegungen.

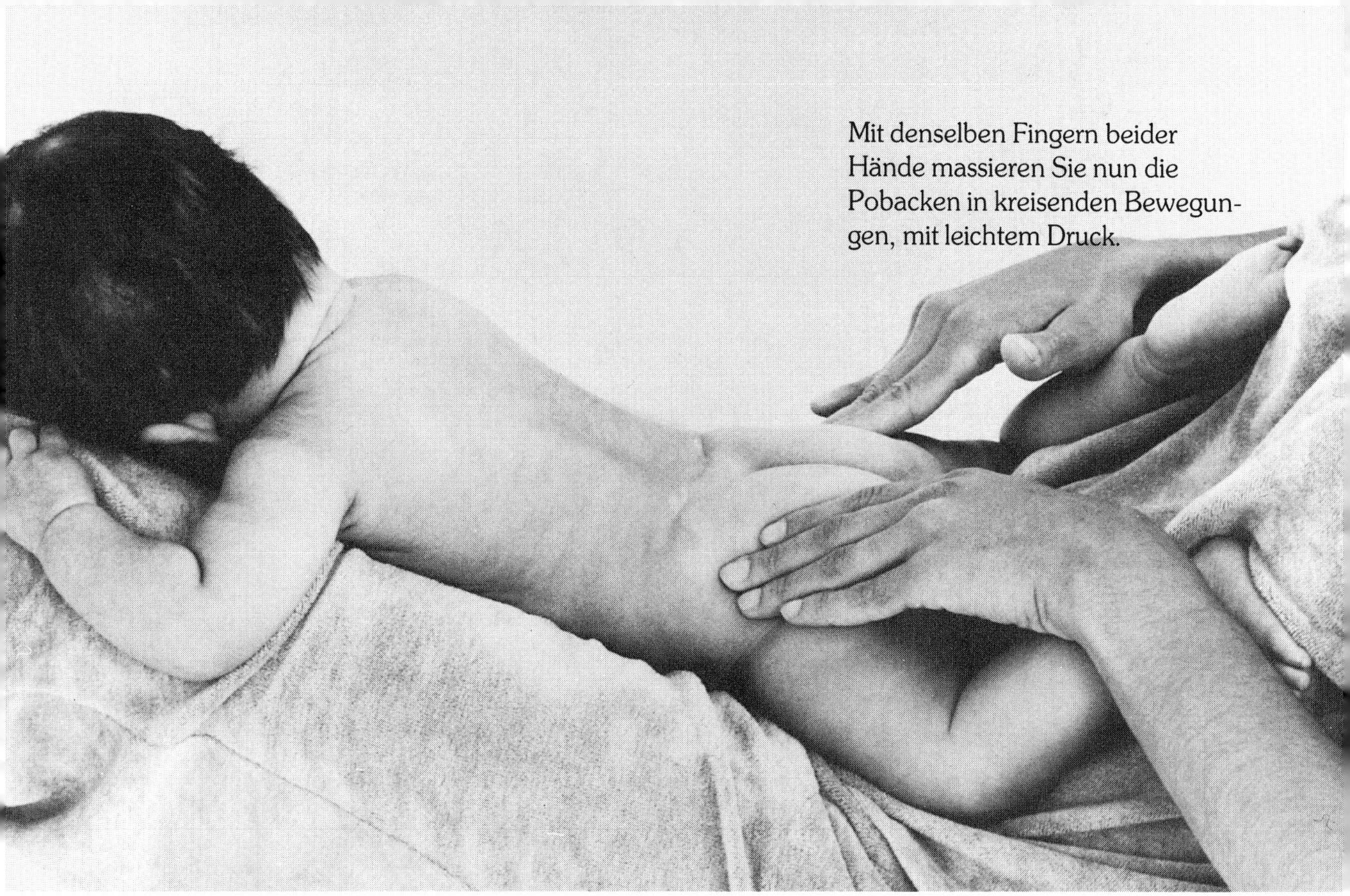

Mit denselben Fingern beider
Hände massieren Sie nun die
Pobacken in kreisenden Bewegun-
gen, mit leichtem Druck.

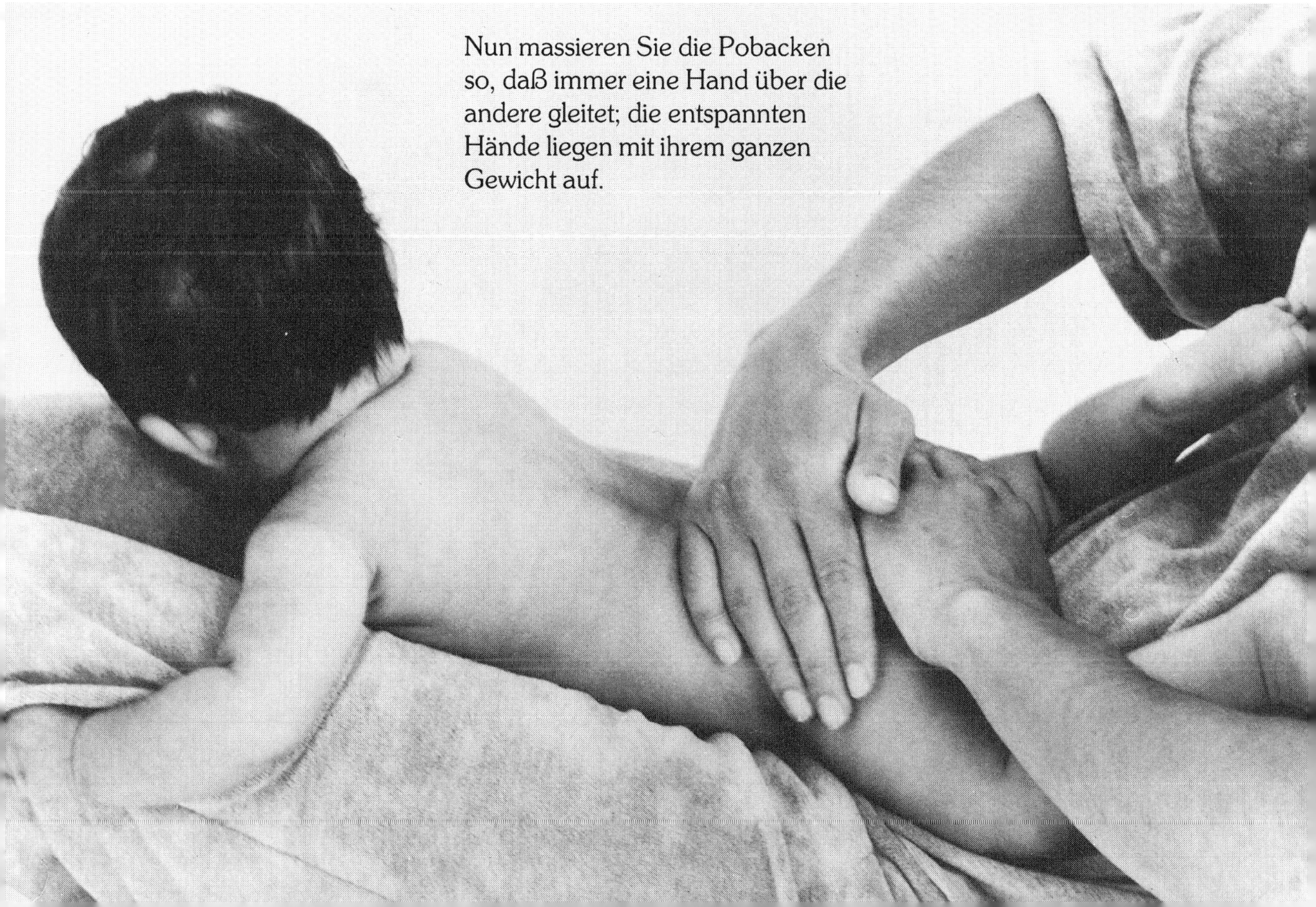

Nun massieren Sie die Pobacken
so, daß immer eine Hand über die
andere gleitet; die entspannten
Hände liegen mit ihrem ganzen
Gewicht auf.

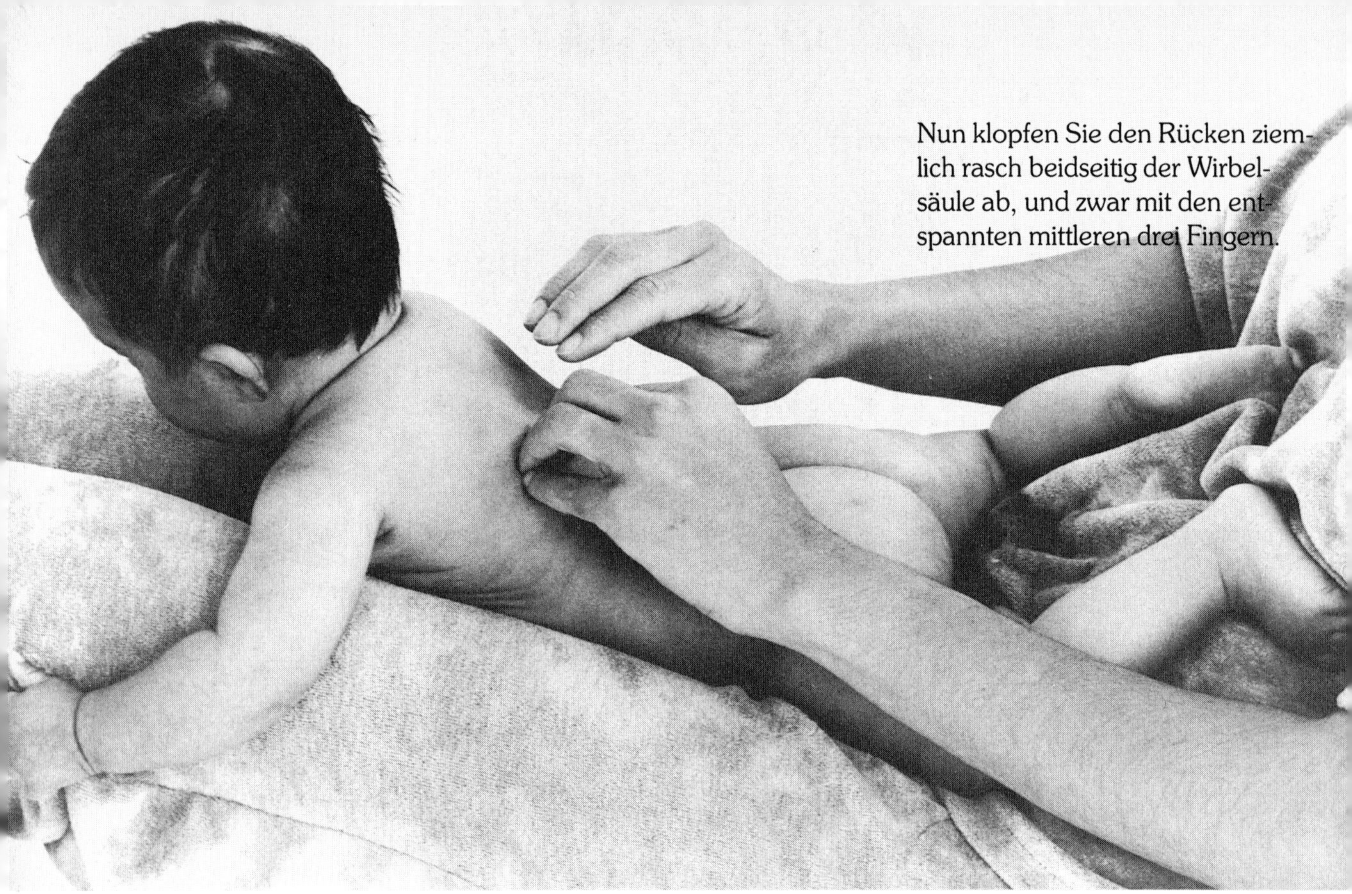

Nun klopfen Sie den Rücken ziem-
lich rasch beidseitig der Wirbelsäule ab, und zwar mit den entspannten mittleren drei Fingern.

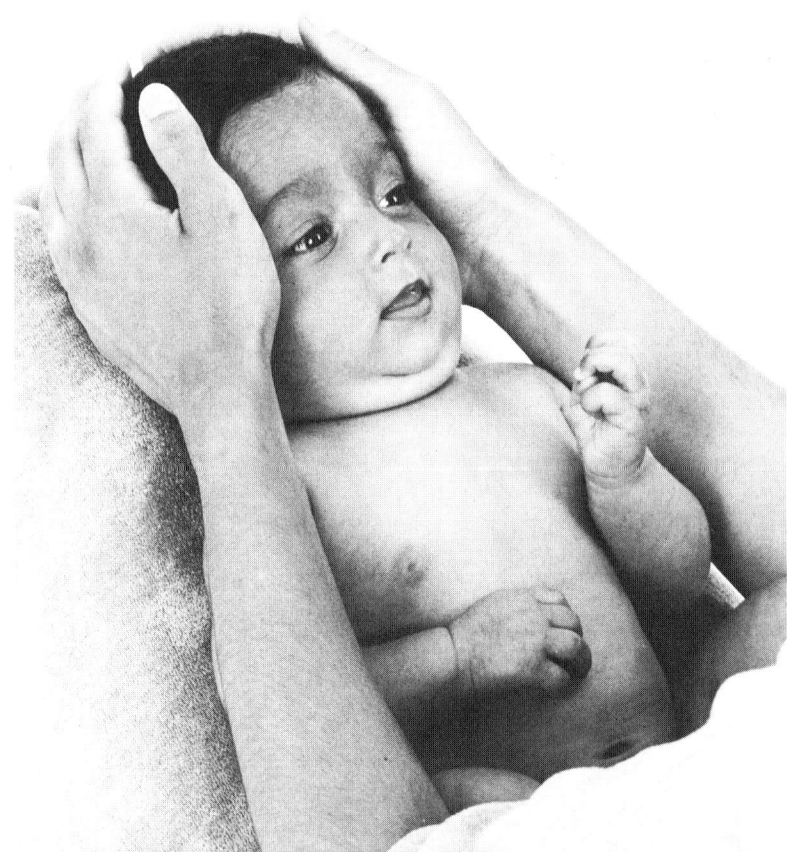

Zum Schluß legen Sie Ihr Baby mit
dem Rücken auf Ihre Beine und
umfassen sanft seinen Kopf.

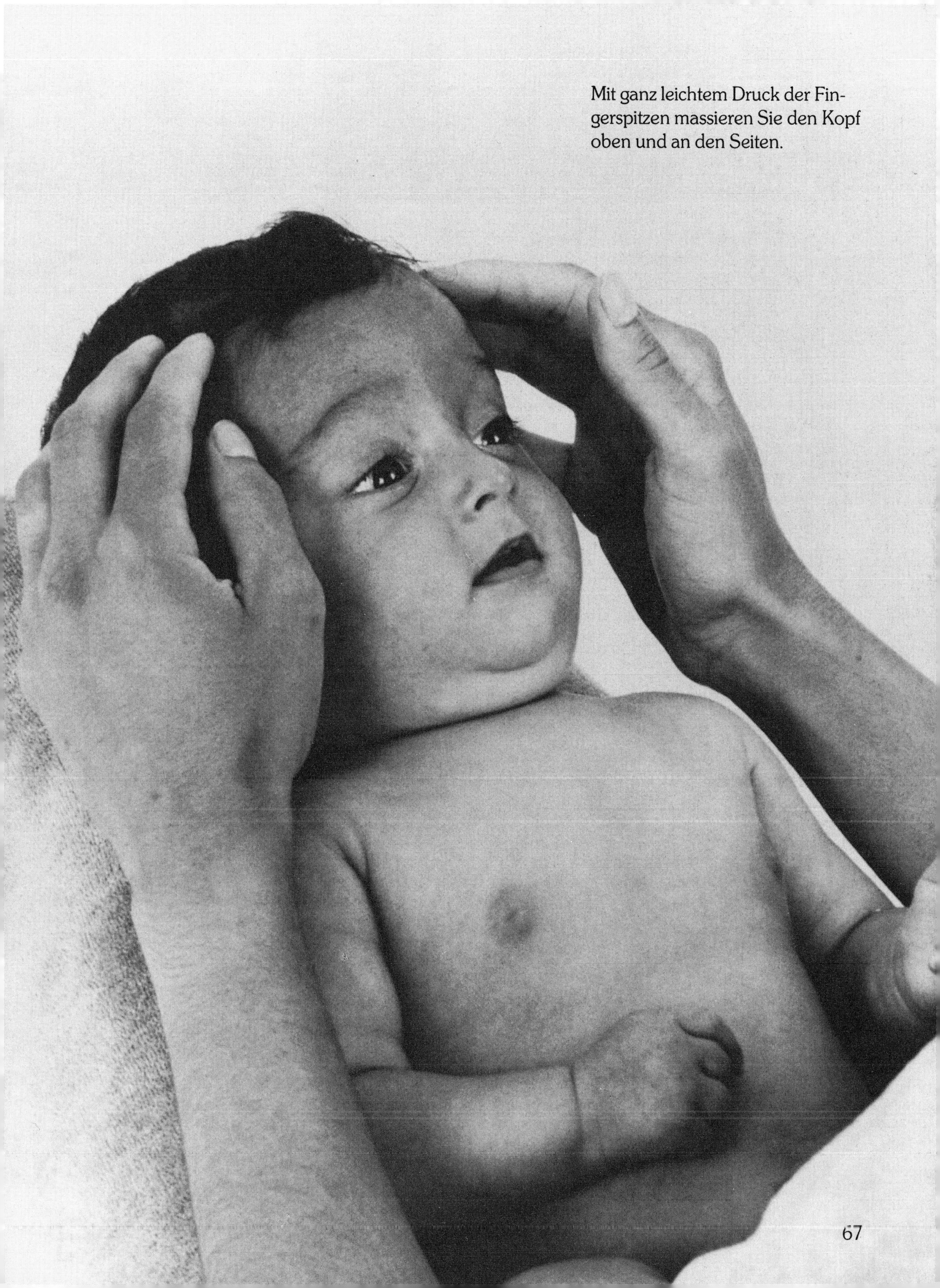

Mit ganz leichtem Druck der Fingerspitzen massieren Sie den Kopf oben und an den Seiten.

6

Babygymnastik

Schon wenige Monate nach der Geburt wird Ihr Baby gezielte Anstrengungen unternehmen, um verschiedene Haltungen und Bewegungsformen zu bewältigen. Aufrecht Sitzen, Krabbeln, Stehen und Laufen sind die ersten großen körperlichen Leistungen Ihres Kindes, aber bevor es sich aufrecht halten und fortbewegen kann, muß Ihr Baby erst die dabei aktiven Körperteile kräftigen. Mit ein wenig Wissen und Vorausdenken können Sie zu diesem Zeitpunkt viel zur gleichmäßigen Entwicklung aller körperlichen Fähigkeiten beitragen, auf die Ihr Kind ein natürliches Geburtsrecht hat.

Jedes Kind wird mit einem geschmeidigen Körper geboren, mit flexiblen Gelenken und einem vielfältigen Bewegungspotential, und in der Zeit, die Ihr Baby braucht, um die nötige Kraft zum Stehen und aufrechten Gehen zu entwickeln, können Sie mit ihm spielerische Übungen machen, die die verschiedenen Bewegungsmöglichkeiten voll ausnutzen, die in seinen Muskeln und Gelenken angelegt sind. Auf diese Weise kräftigt das ganz junge Kind seine biegsamen Gelenke und erhält sich einen größeren Bewegungsspielraum, gleichzeitig werden Kraft und Flexibilität gleichmäßig gefördert.

Wenn Sie die richtigen Übungen kennen, können Sie Ihrem Kind dabei helfen, einen gesunden, beweglichen Körper auszubilden, der flexibel und ausgeglichen ist und bei dem alles gut zusammenspielt.

»Sanfte« Körpererziehung

Diese Übungen sollten eine Lernerfahrung für Sie und Ihr Baby sein. Durch die Übungen können Sie Ihrem Baby dabei helfen, die Grenzen seines Bewegungsspielraums zu erkunden und zu erweitern, zu entdecken, für welche »Manöver« sein Körper gebaut ist und wie weit es dabei gehen kann. Es bleibt nicht aus, daß ein Kind bei seinen Anstrengungen, auf eigenen Füßen zu stehen, immer wieder mit einem Plumpser auf dem Boden landet. Ein entspannter Körper übersteht diese leichten Erschütterungen unbeschadet — er versteift sich nicht dagegen, sondern federt mit, und so läuft die Wucht des Aufpralls einfach durch den Körper hindurch. Die hier vorgestellten Übungen fördern diese Art der Gelöstheit und helfen Ihrem Kind, auch in seinen Bewegungen entspannt zu bleiben. Durch die Kenntnis der Übungen für die einzelnen Körperteile können Sie auch gut prüfen, ob die Muskeln und Gelenke Ihres Kindes gesund und unversehrt sind, und Sie können sich Gewißheit darüber verschaffen, daß Ihr Kind nach leichteren Verletzungen in seiner Beweglichkeit keinen Schaden erlitten hat.

Wer mit seinem Kind Babygymnastik macht, wird darin eine große Quelle der Befriedigung finden. Ihr Kind erfüllt sich durch die Lust an der Bewegung und durch Körperkontakt – und Ihre ungeteilte Aufmerksamkeit – grundlegende Bedürfnisse; es wird sich auch entspannter und sicherer fühlen, wenn es allein auf sich gestellt ist. Und weil Sie die körperlichen Fähigkeiten Ihres Kindes gründlich kennenlernen, werden Sie ihm größeres Verständnis und Vertrauen entgegenbringen, was wiederum Ihre Beziehung vertiefen wird. Diese Übungen stehen in perfektem Einklang mit der Entwicklung Ihres Kindes, weil sie ihm ermöglichen, während des Erstarkens seiner Muskulatur seine körperliche Flexibilität zu behalten und zu erweitern. Und beim gemeinsamen Spiel mit Ihrem Kind bringen Ihnen diese Übungen mehr Spaß und mehr Möglichkeiten miteinander; dabei »mitspielen« dürfen ruhig auch eine gesundheitliche Absicht und eine »sanfte« therapeutische Dimension.

Der große Wert einer guten Haltung

Die Harmonie des ganzen Körpers, die gute Haltung, die der Flexibilität entspringt, ist von unschätzbarem Wert für die gesunde Funktion der inneren Organe und Drüsen. Entspannte Schultern und ein freier Brustkorb sind der Atmung sehr förderlich, und ein entspannter Bauch tut viel für die Verdauung. Der Blut- und Lymphkreislauf, entscheidend für die Nährstoffversorgung und die Abwehrkräfte des Körpers, funktioniert in einem geschmeidigen Körper besser, und die körperliche Ausdauer hängt von einem guten Entspannungsvermögen ab.

Das alles und noch mehr können Sie Ihrem Kind sichern und bewahren, wenn Sie mit ihm im frühen Lebensalter ein paar einfache Übungen machen. Fangen Sie mit den Übungen an, die am meisten Spaß machen, und nehmen Sie langsam mehr dazu, jedesmal eine Übung. Auf diese Weise sind sie leicht zu erlernen, und bald wird die ganze Übungsfolge dafür sorgen, daß Ihr Kind eine gute Haltung erlangt und alle wichtigen Muskeln und Gelenke gesund und voll funktionsfähig bleiben. Legen Sie Ihr Baby auf Ihre Beine, erzählen Sie ihm etwas und singen Sie ihm etwas vor. Streicheln und beruhigen Sie Ihr Kind; wiegen Sie es dabei sacht von einer Seite zur anderen.

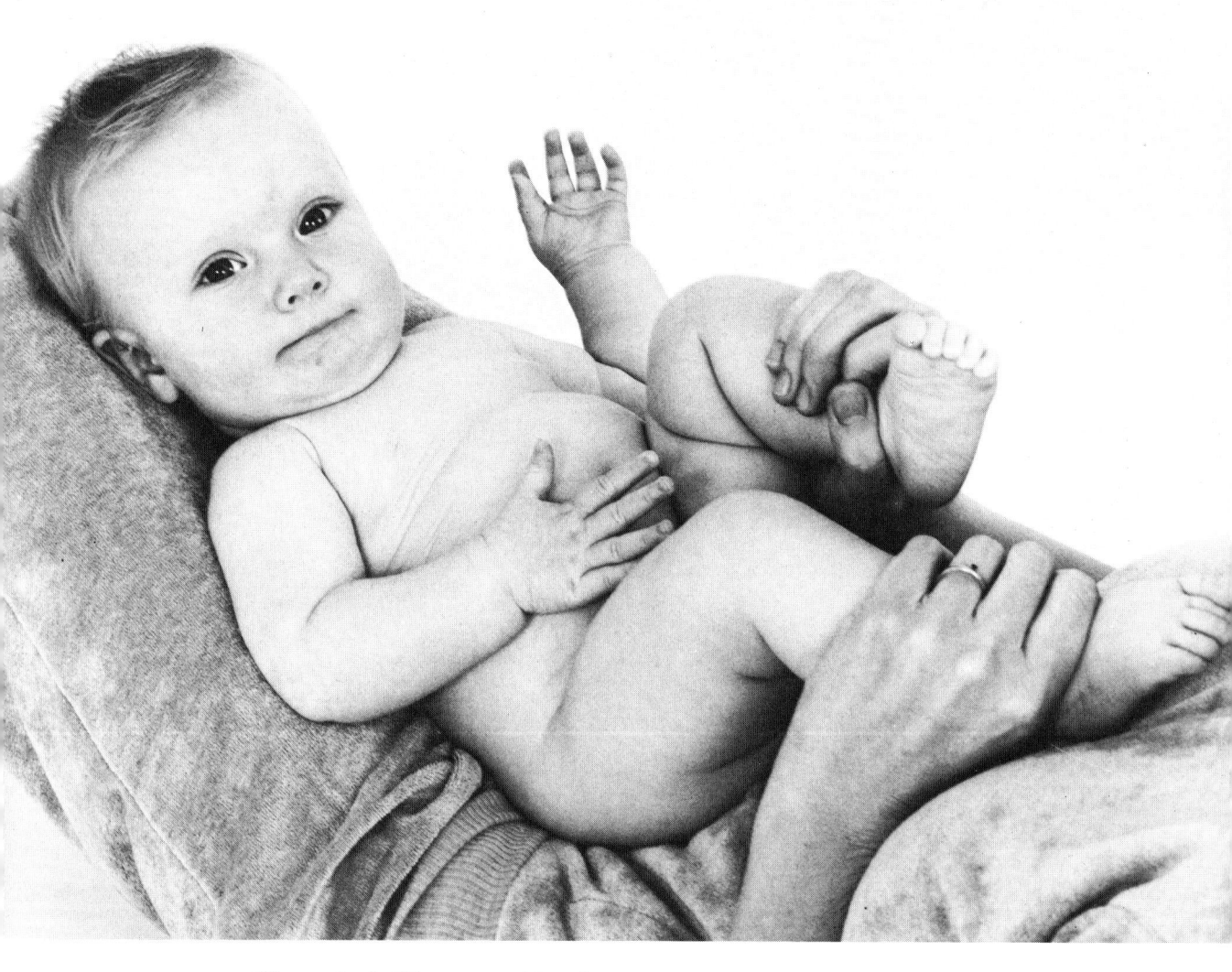

Knöchel, Knie und Hüften

Umfassen Sie die Beine Ihres Babys oberhalb der Knöchel; beugen
Sie ein Bein und strecken Sie das andere halb aus. Wiederholen sie
das drei- bis viermal spielerisch zur Entspannung der Beine.

Öffnen Sie nun die Knie und bringen Sie die Fußsohlen zusammen.

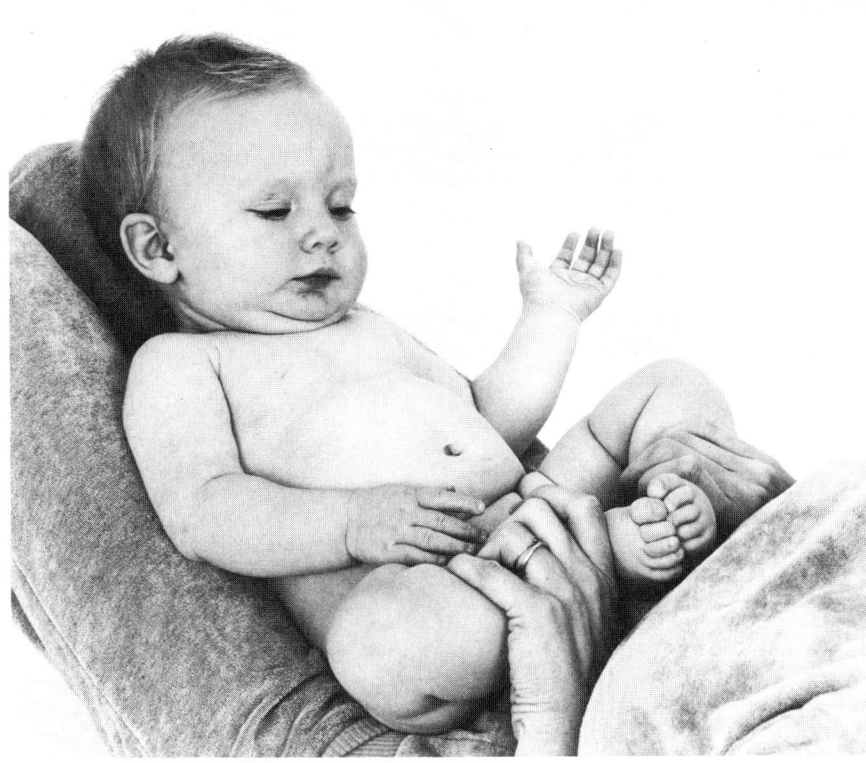

»Klatschen« Sie ein paarmal mit
den Füßchen, wie wenn Sie in die
Hände klatschten, und wenn das
Ihrem Baby angenehm ist, heben
Sie die Füße zum Bauch, so daß
sich die Knie öffnen.

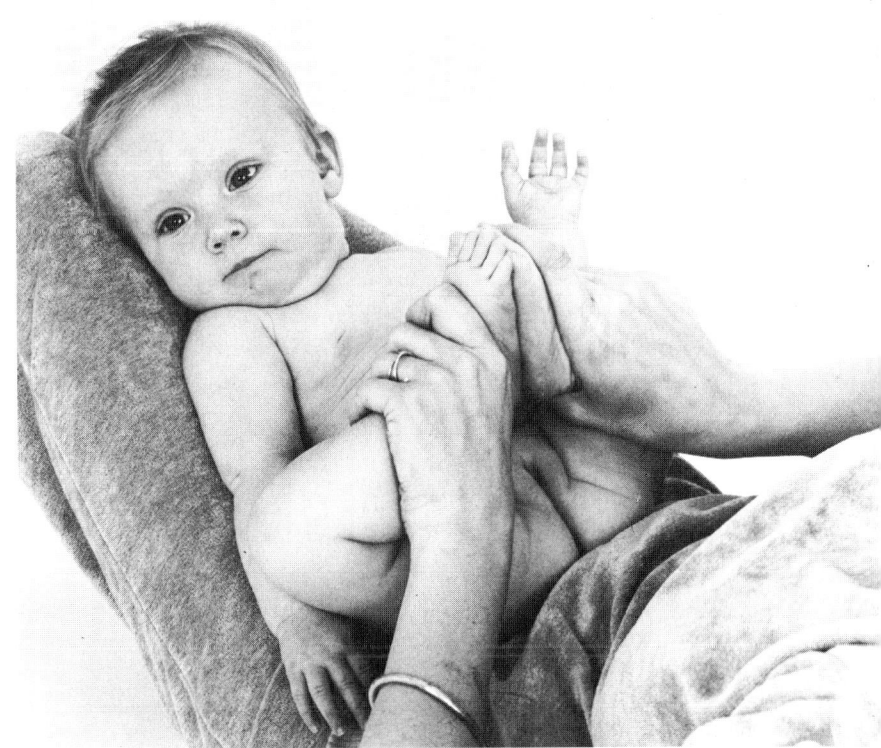

Klatschen Sie wieder mit den
Füßen, und wenn Ihr Baby das
bequem findet, heben Sie seine
Füße bis zur Brust; die Knie bleiben geöffnet.

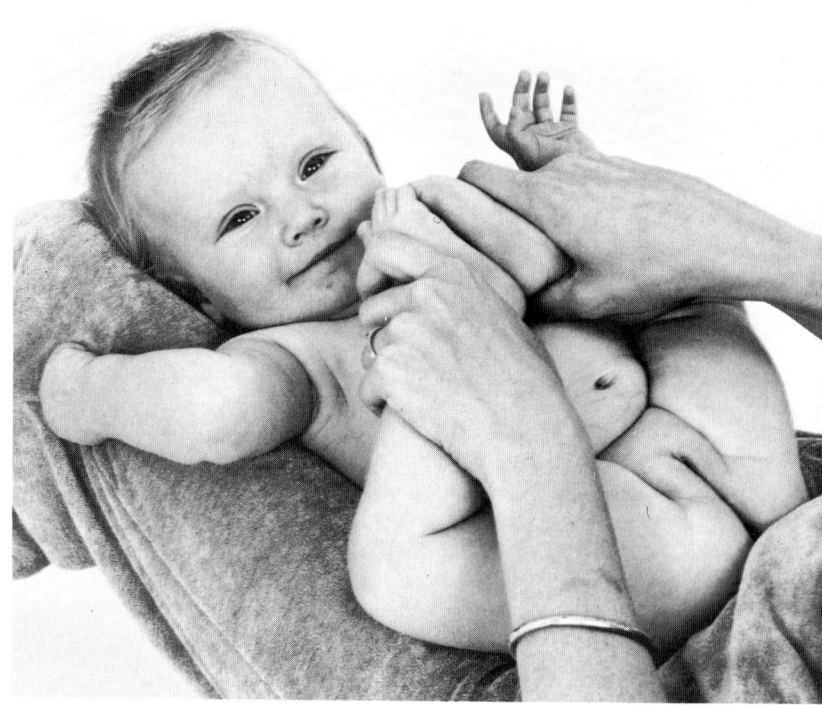

Dann, falls es immer noch bequem
ist, bis zum Gesicht; die Knie sind
immer noch geöffnet.

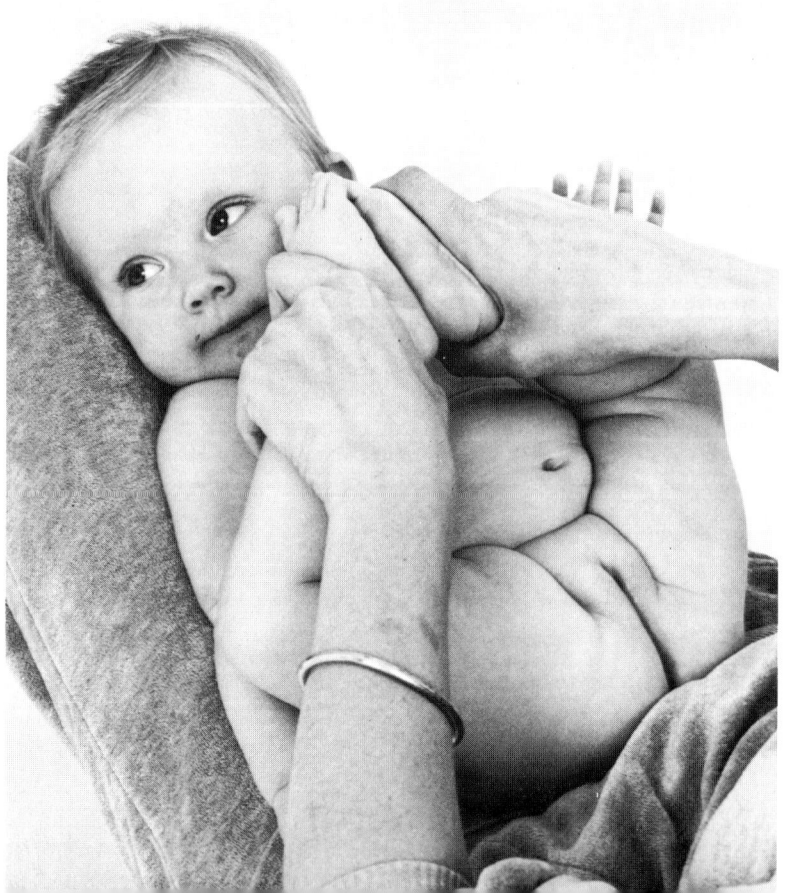

Lassen Sie Ihr Baby jetzt eines seiner Füßchen selbst halten.

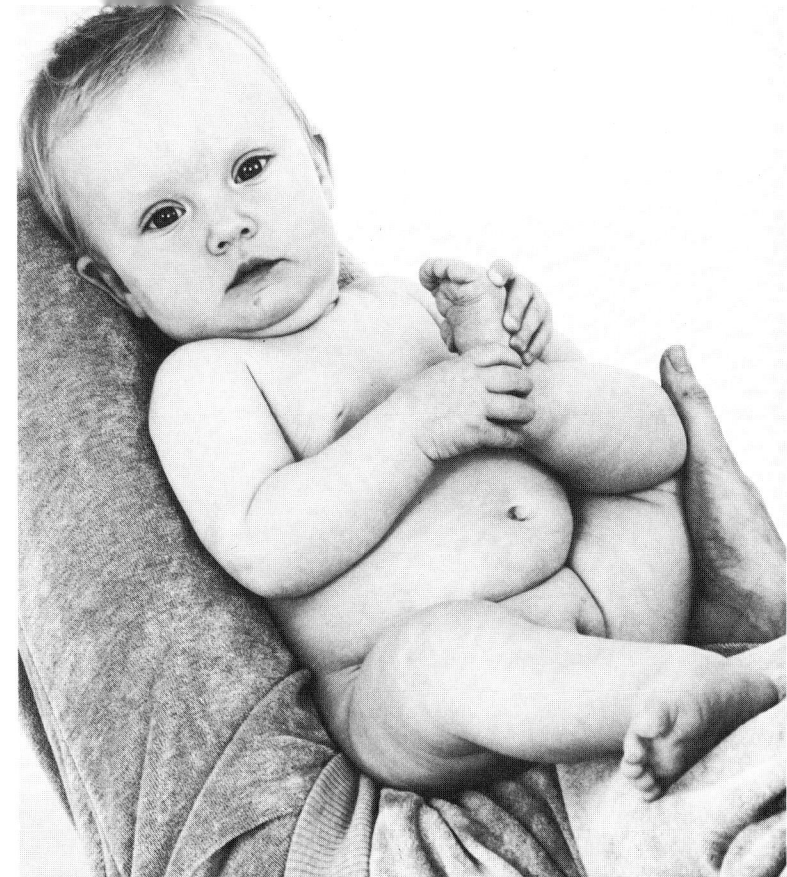

Dann führen Sie den Fuß zum
Mund.

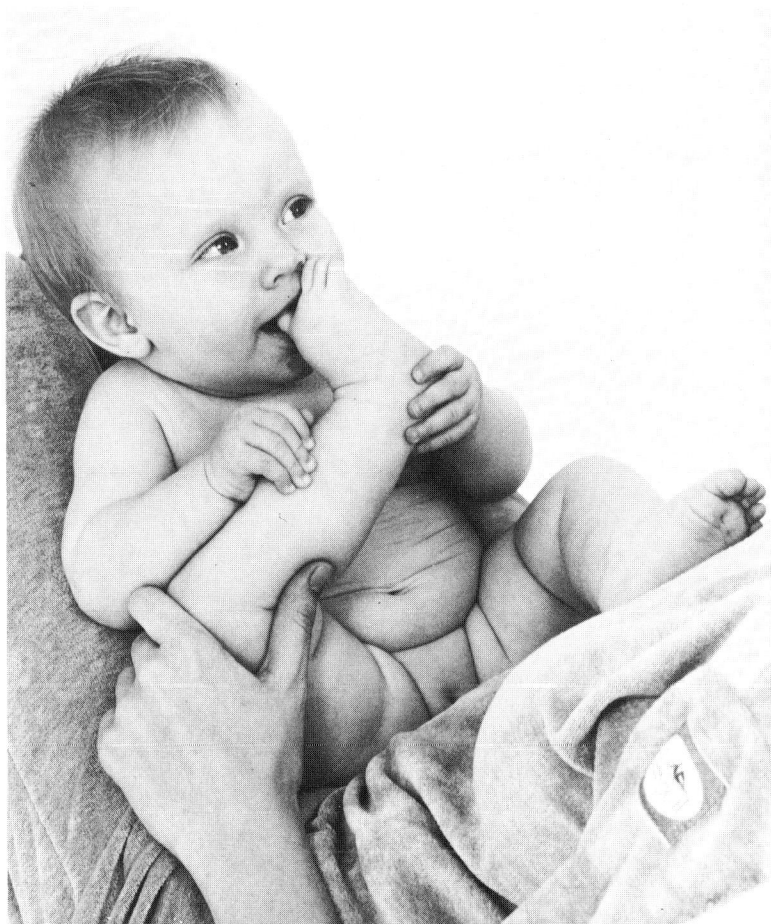

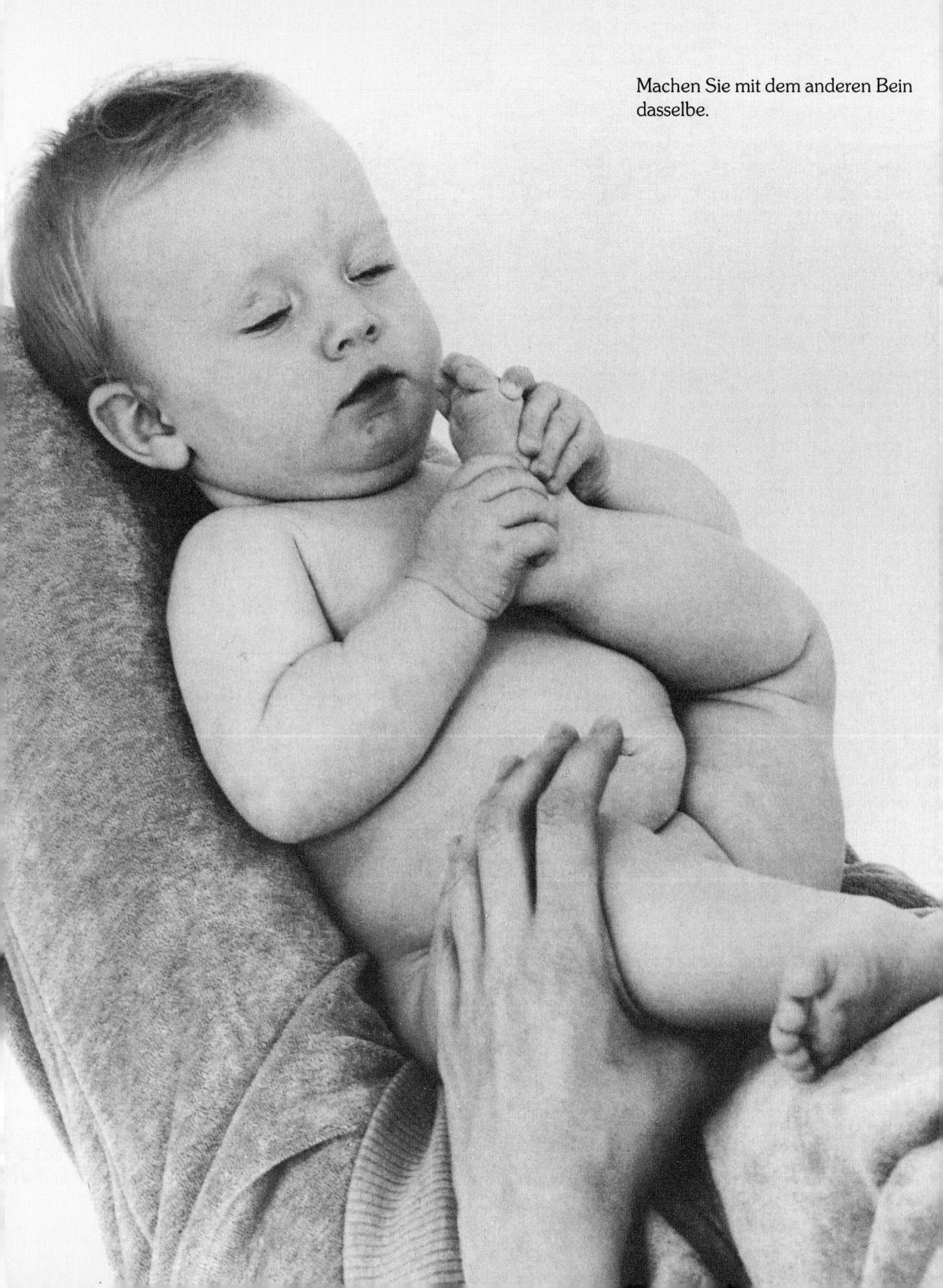

Machen Sie mit dem anderen Bein
dasselbe.

Wenn Ihr Kind bei Ihnen auf dem
Schoß sitzt, sollten Sie es sich
angewöhnen, seine Beine zu spreizen und um Ihren Bauch zu legen.
Wenn sich Ihr Baby dagegen
sperrt, tragen Sie es erst auf der
Hüfte, so daß seine Beine um
Ihren Bauch und Rücken liegen,
und setzen es dann nach vorne.

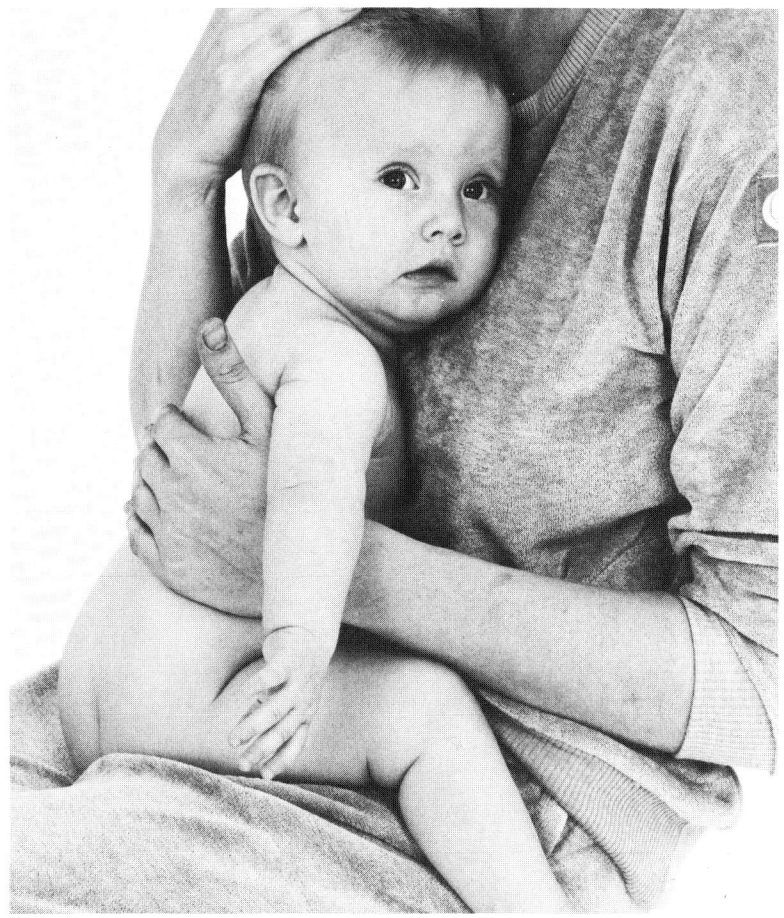

Spreizen Sie Beine und Füße Ihres
Babys.

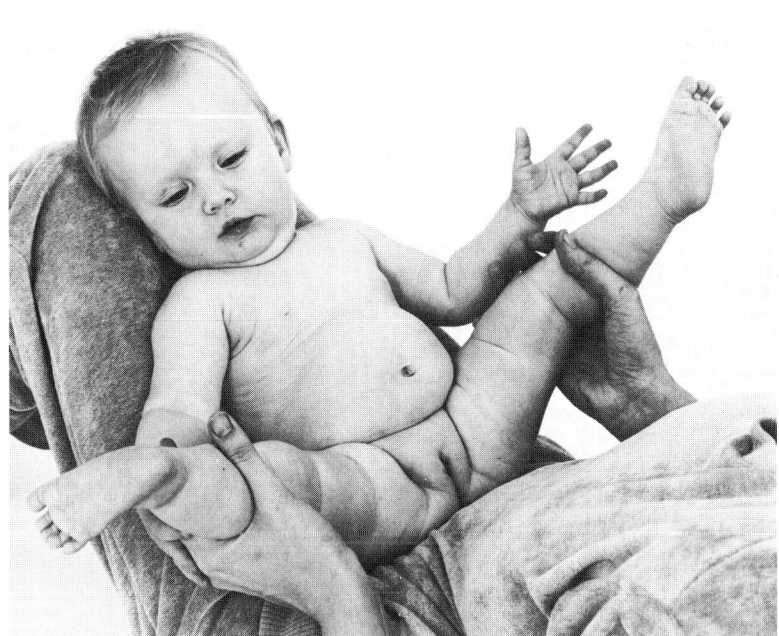

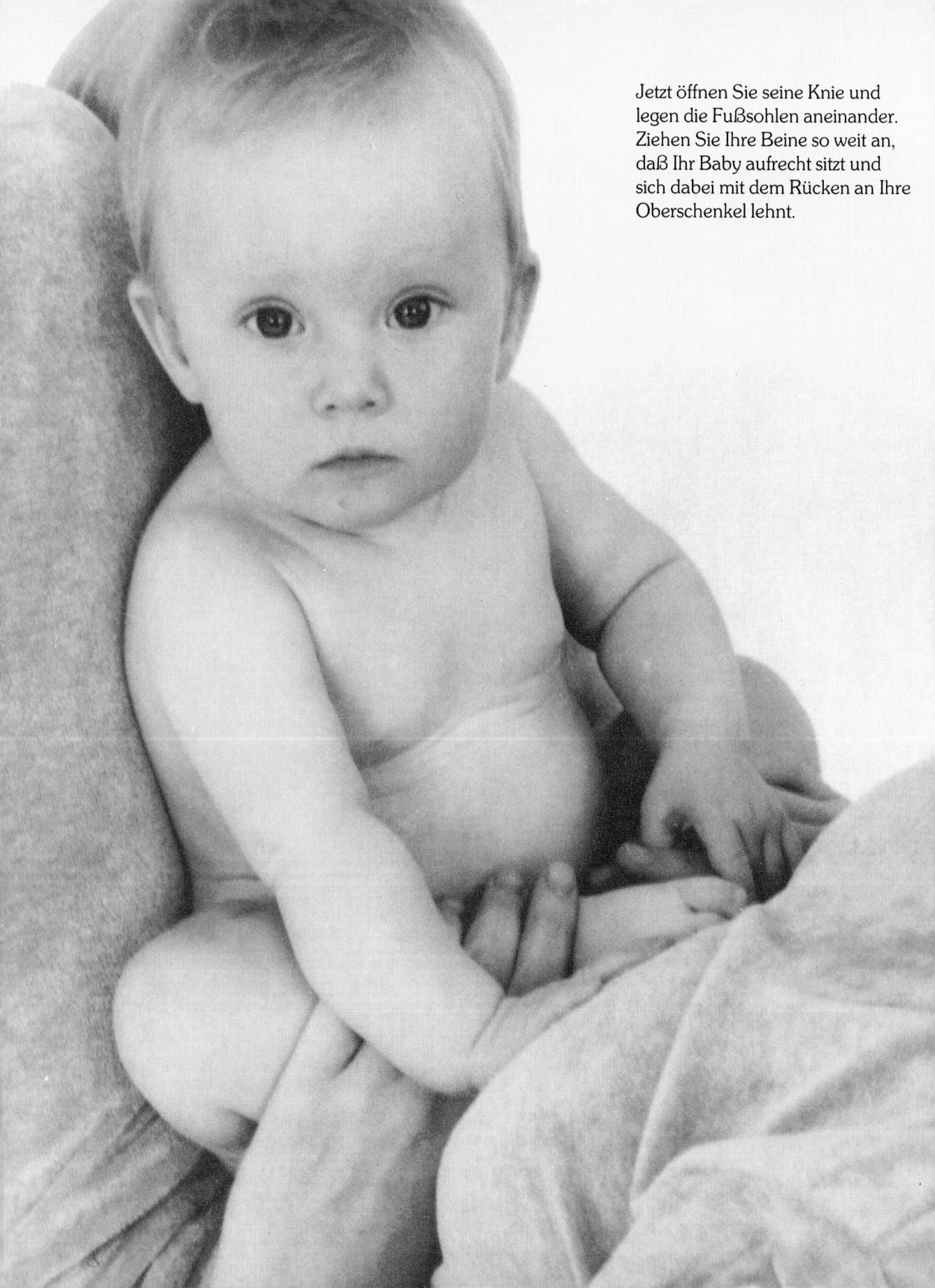

Jetzt öffnen Sie seine Knie und
legen die Fußsohlen aneinander.
Ziehen Sie Ihre Beine so weit an,
daß Ihr Baby aufrecht sitzt und
sich dabei mit dem Rücken an Ihre
Oberschenkel lehnt.

Wenn das bequem ist, lassen Sie
Ihr Baby sich einen Moment lang
vorbeugen.

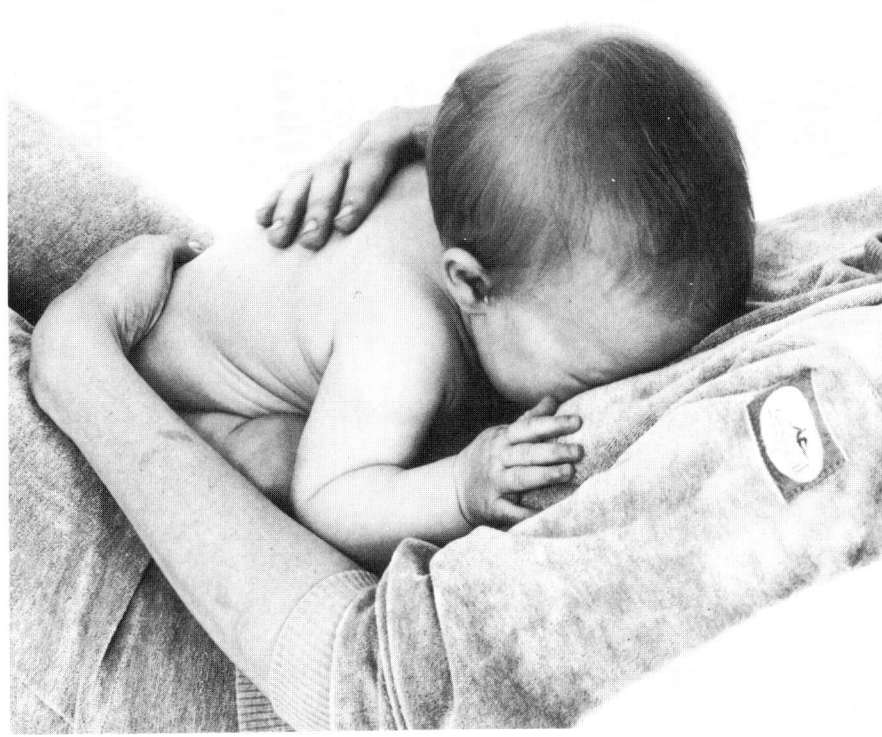

Legen Sie Ihr Baby mit dem Bauch
auf Ihre Beine. Drücken Sie jeden
Fuß mit dem Spann leicht gegen
den Po.

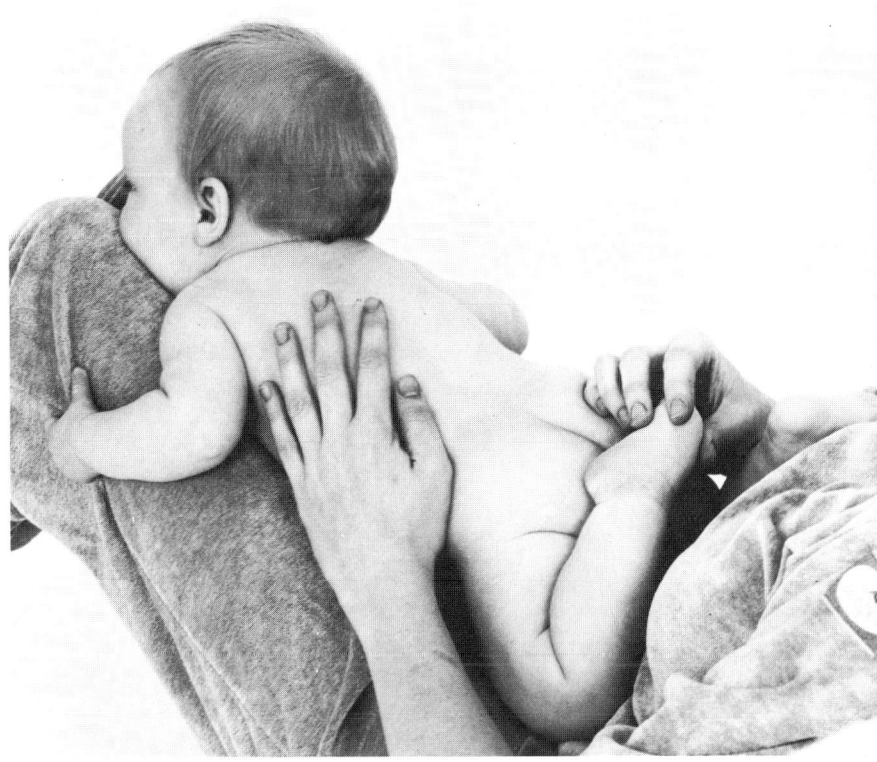

Machen Sie das dann mit beiden
Füßen gleichzeitig.

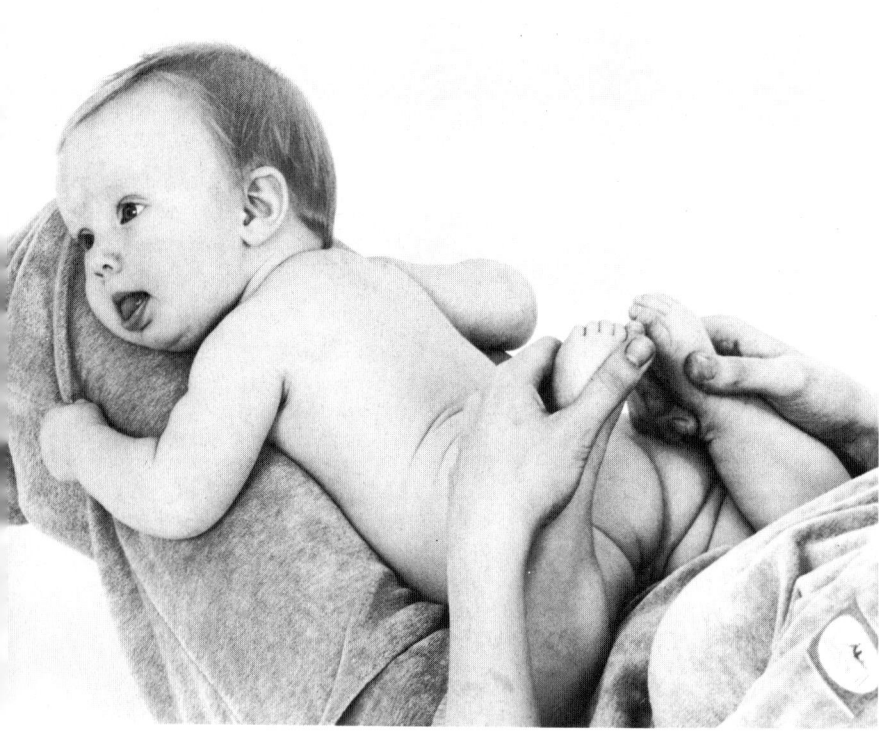

Lassen Sie jetzt Ihr Baby zwischen
seinen Füßen hocken.

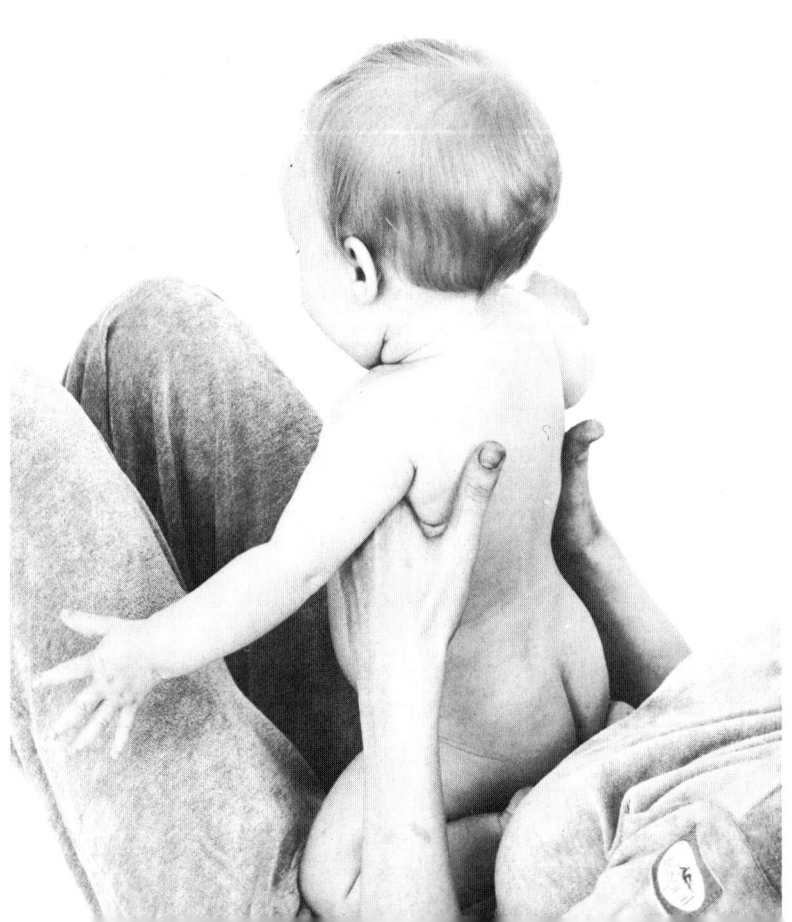

Oder auf seinen Füßen.

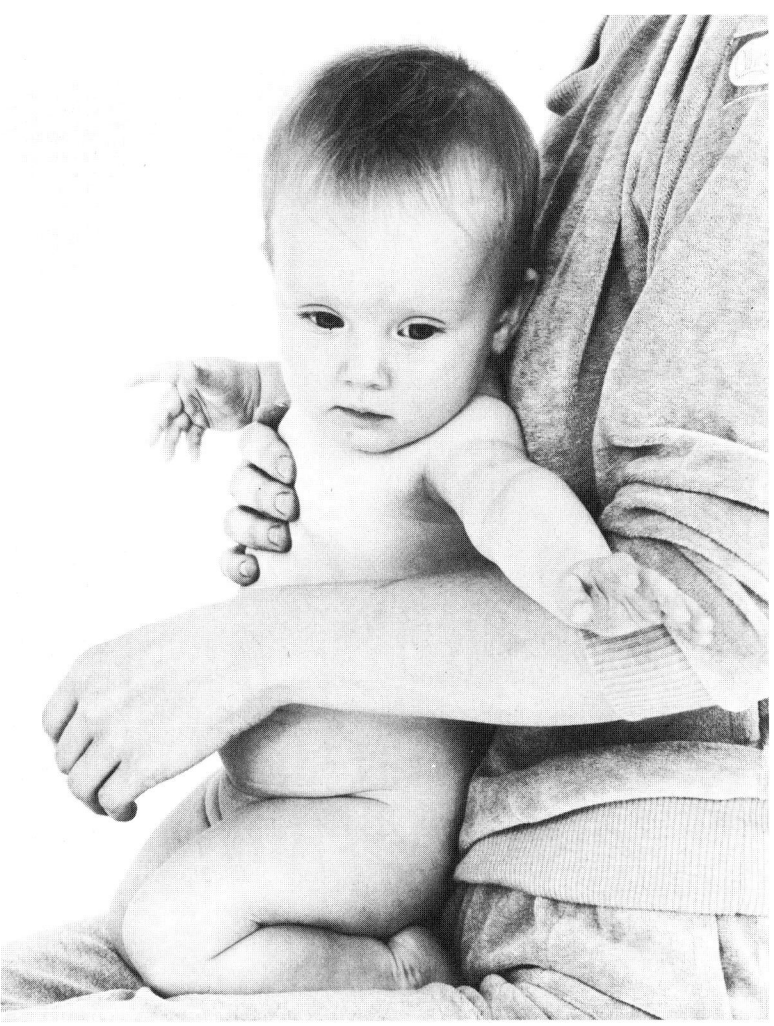

Alle Übungen sollten mit viel Zuneigung ausgeführt werden. Machen Sie aus jeder Übung ein liebevolles Spiel, das Sie so oft wiederholen, wie es Ihnen beiden Spaß macht. Diese Übungen werden die Flexibilität und Geschmeidigkeit der Beine und Füße Ihres Babys erhalten und verbessern, und sie fördern außerdem das Sitzen.

Arme und Schultern

Ihr Baby liegt mit dem Rücken auf
Ihren Beinen. Fassen Sie beide
Hände und schütteln Sie sanft und
spielerisch die Arme durch, bis sie
entspannt sind. Führen Sie sie
dann nach oben, bis sie mit den
Schultern eine waagrechte Linie
bilden.

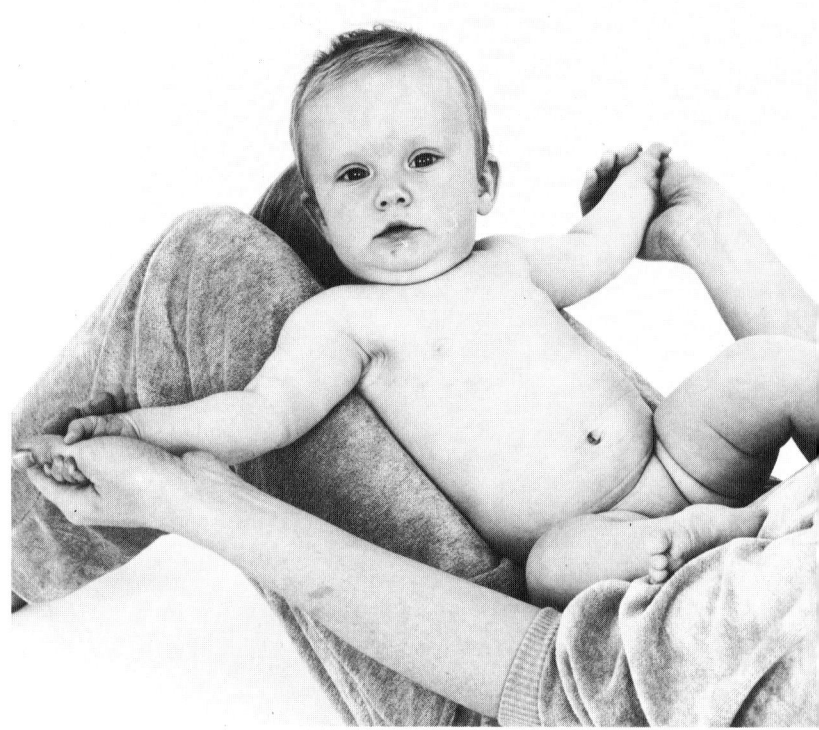

Lockern Sie die Arme Ihres Babys
wieder und strecken Sie sie weiter
nach oben, bis sie neben den
Ohren liegen.

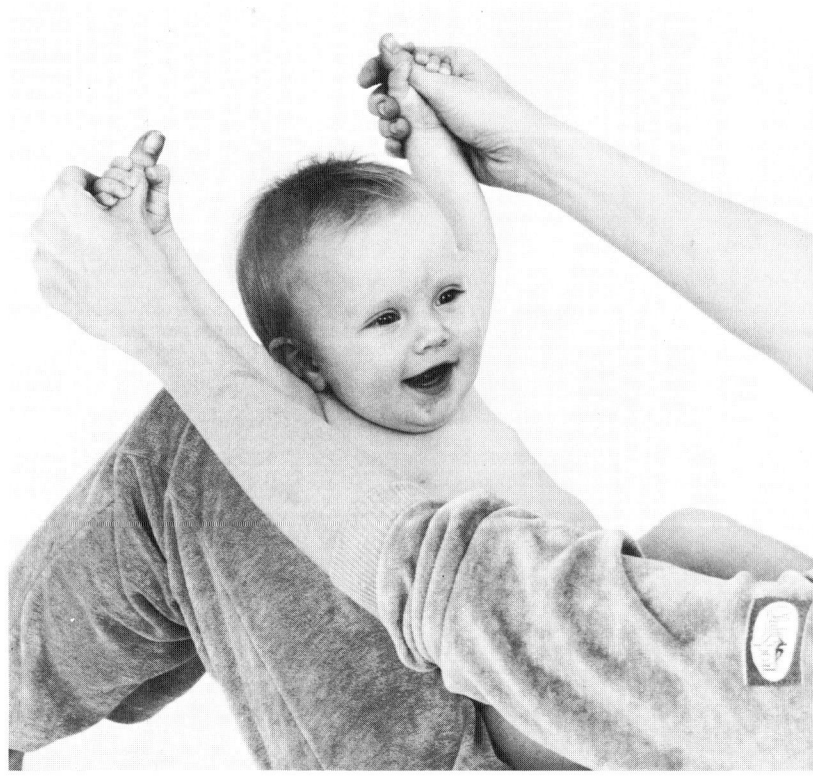

Den ersten Teil dieser Übung können Sie oft auch machen, wenn Ihr
Baby bei Ihnen Rücken an Bauch
auf dem Schoß sitzt. Breiten Sie
seine Ärmchen aus und schmiegen
Sie sie sanft um ihren Körper.

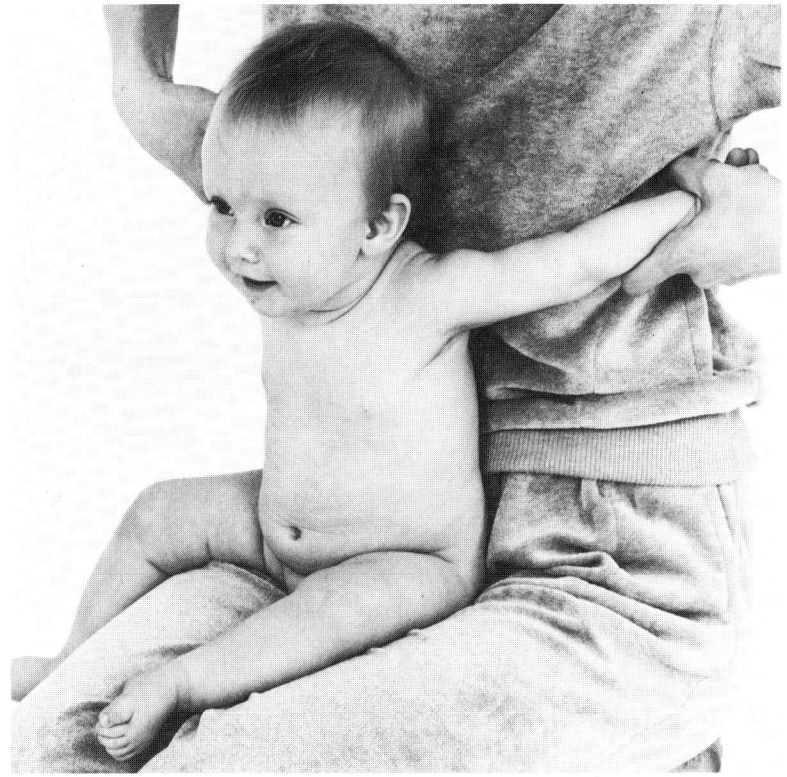

Oder, wenn Ihr Baby das mag,
können Sie es auch mit dem
Bauch auf Ihre Beine legen, beide
Hände fassen, die Arme ausbreiten
und leicht ausschütteln.

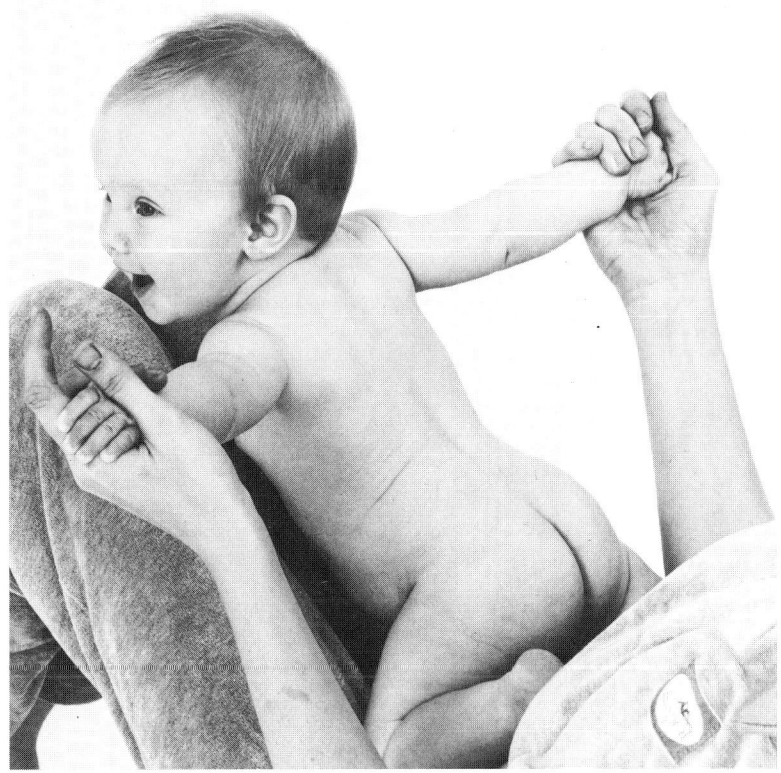

Brust und Bauch

Setzen Sie sich hin und strecken
Sie die Beine aus. Legen Sie Ihr
Baby so darauf, daß Ihre Knie
knapp unter seinen Schulterblättern liegen.

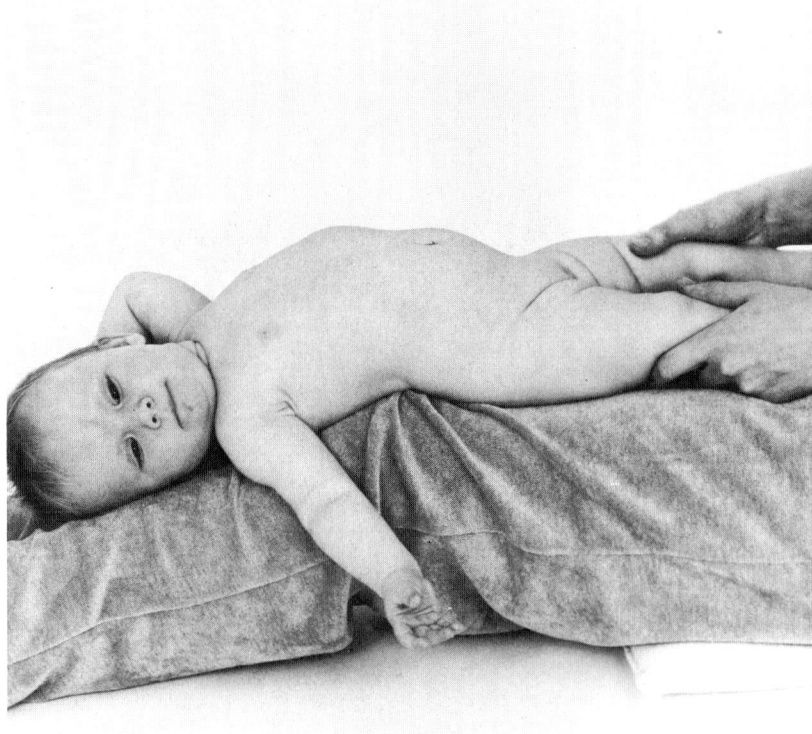

Nun ziehen Sie Ihre Knie leicht an
und achten darauf, daß Kopf und
Rücken Ihres Babys dabei schön
auf Ihren Beinen aufliegen.

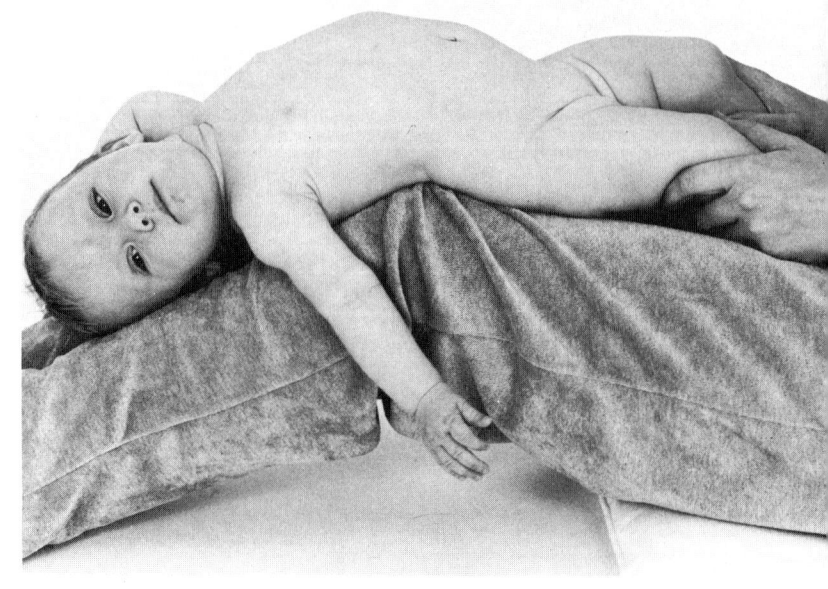

Diese Übung kann viel Spaß
machen und ist sehr gesundheits-
fördernd. Beugen und strecken Sie
Ihre Knie einfach so schnell oder
langsam, wie es Ihrem Baby
gefällt. Wenn es den Kopf hebt
und den Kontakt unterbricht,
beenden Sie die Übung und wiederholen sie ein andermal.

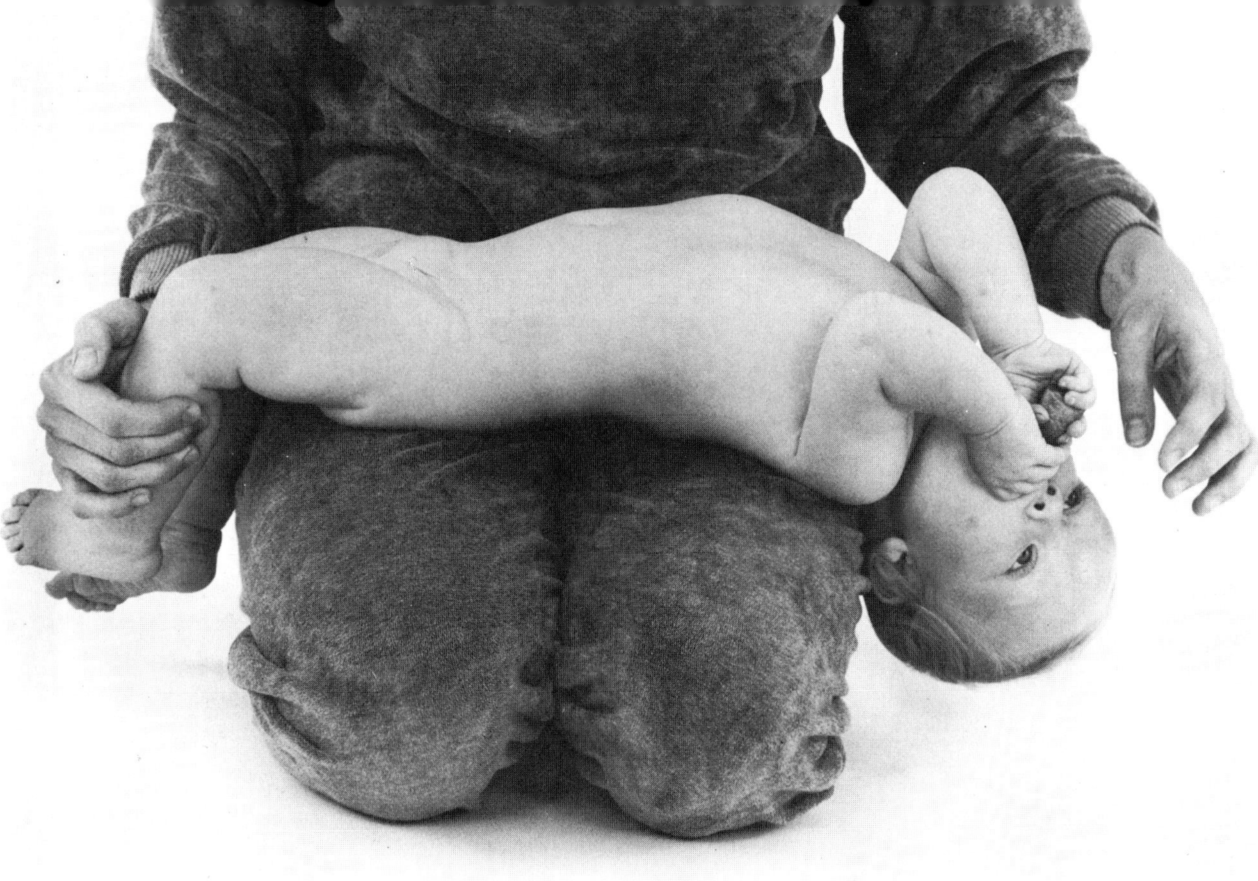

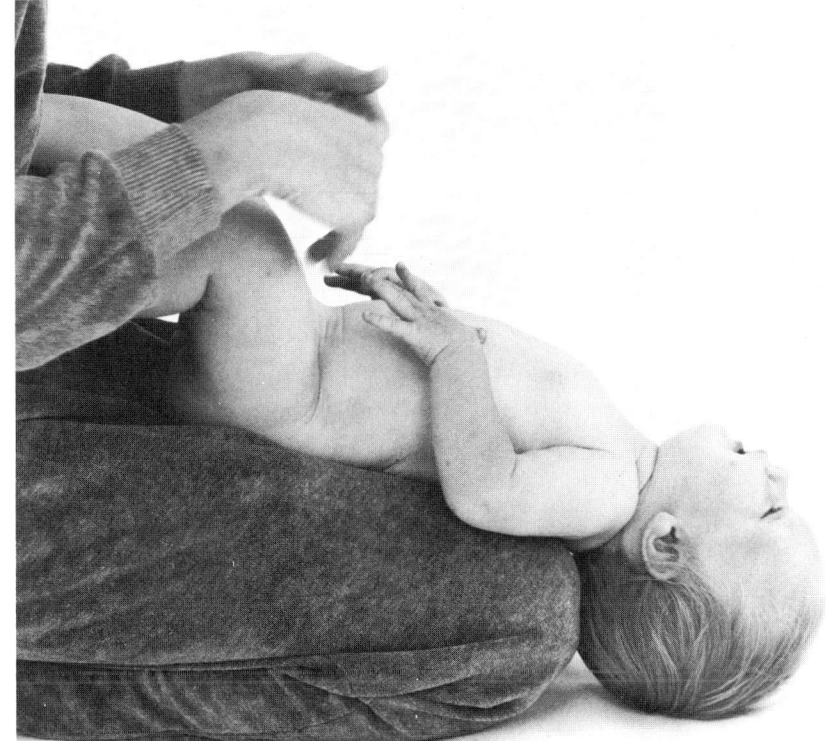

Hocken Sie sich auf die Füße und legen Sie Ihr Baby seitlich über Ihre Beine.
Schaukeln Sie es ganz sanft, indem Sie Ihre Beine seitlich hin- und herrollen.

Dann legen Sie Ihr Baby längs auf Ihre Beine, so daß sein Hinterkopf immer in Berührung mit Ihren Knien bleibt.

Diese Position eignet sich hervorragend zur Massage von Brust und Bauch. Alle diese Haltungen fördern die Kraft und Flexibilität der Wirbelsäule Ihres Babys. Die Entspannung des Bauchs unterstützt die Verdauung, und das Weiten von Brustkorb und Schultern vertieft die Atmung.

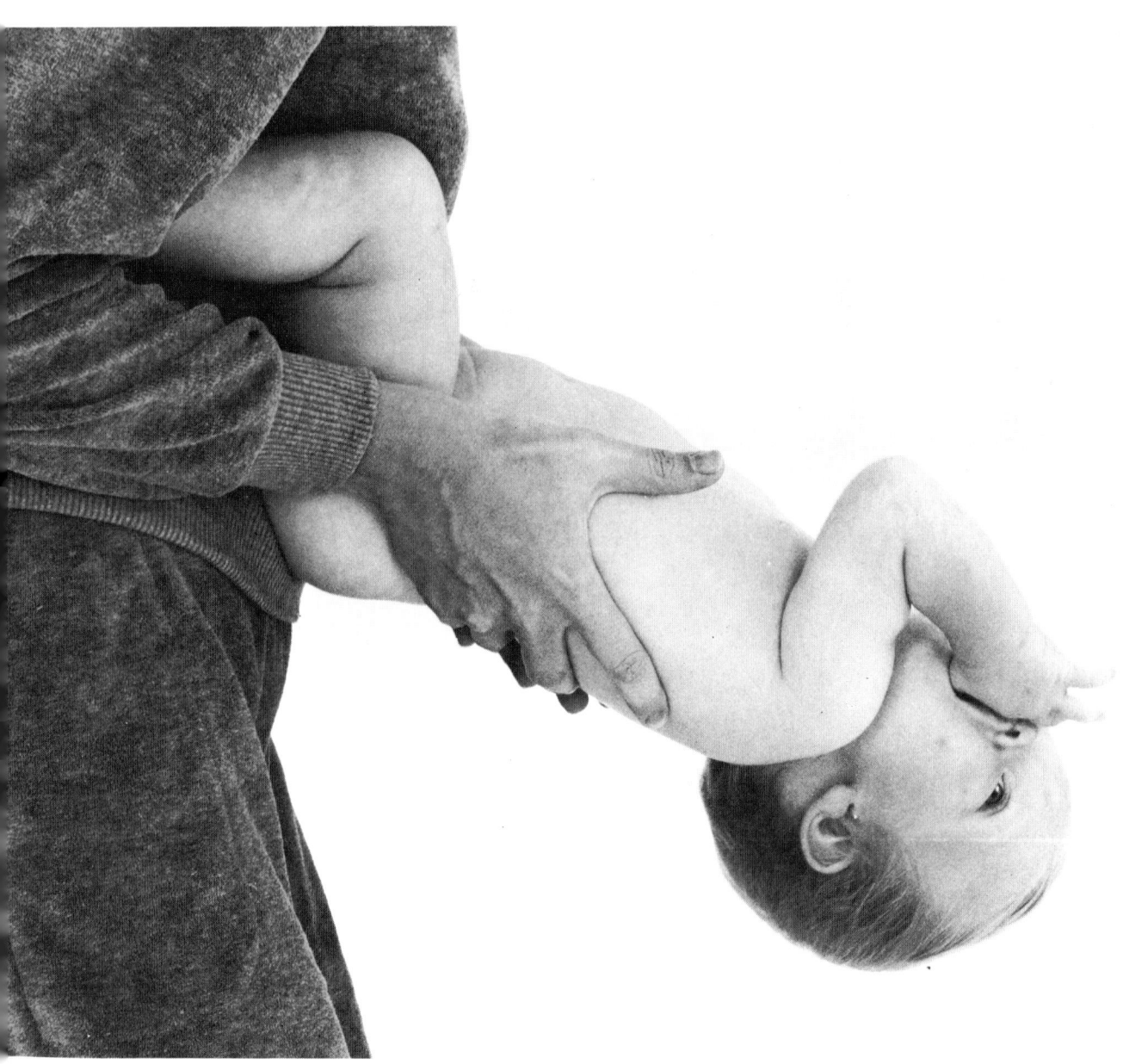

Sie können Ihr Baby auch dazu
bringen, daß es sich zurückbeugt,
wenn Sie seine Beinchen um Ihre
Taille spreizen und es »schweben«
lassen; stützen Sie dabei den oberen Teil der Wirbelsäule an den
Schulterblättern ab.

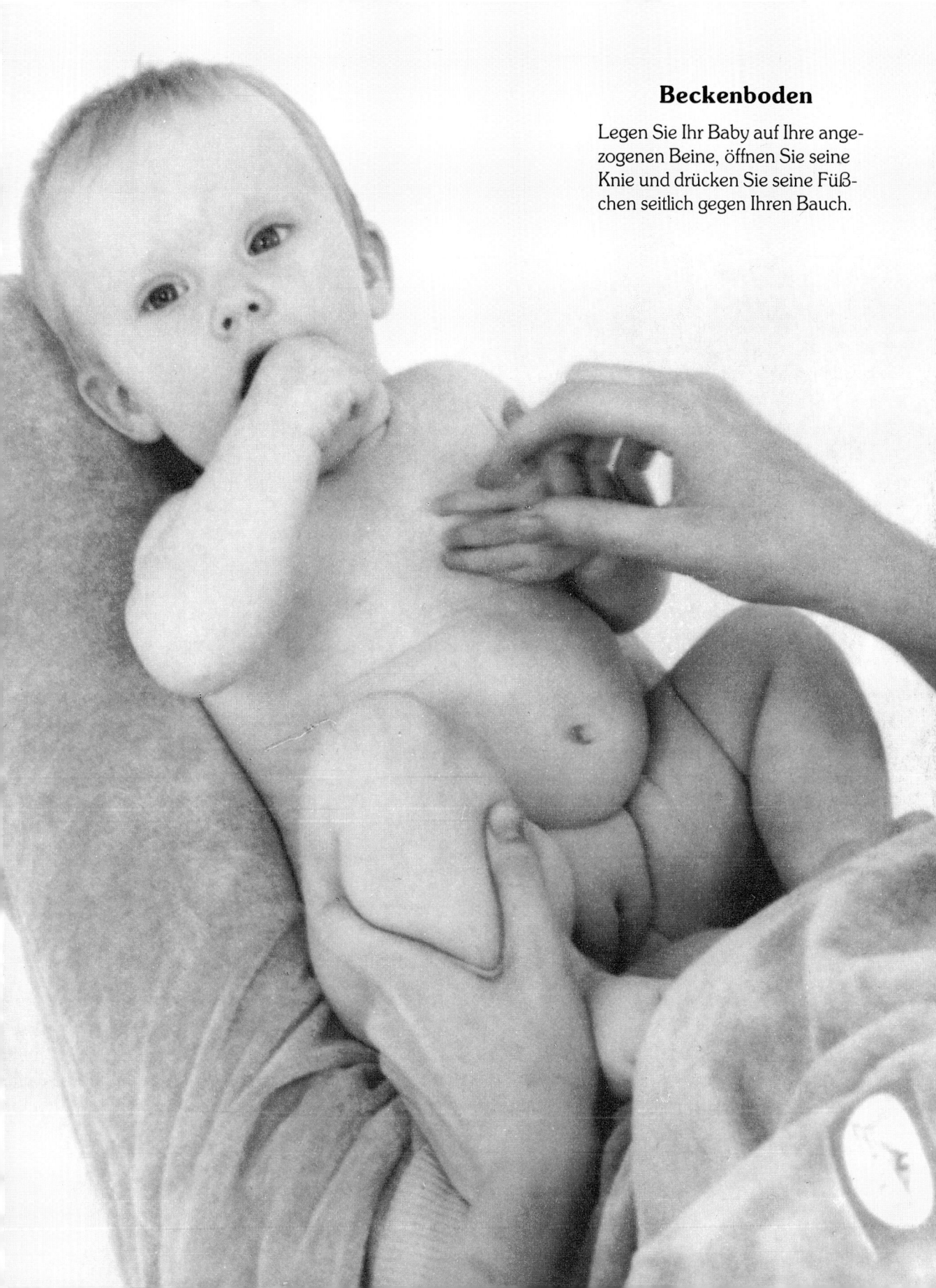

Beckenboden

Legen Sie Ihr Baby auf Ihre ange-
zogenen Beine, öffnen Sie seine
Knie und drücken Sie seine Füßchen seitlich gegen Ihren Bauch.

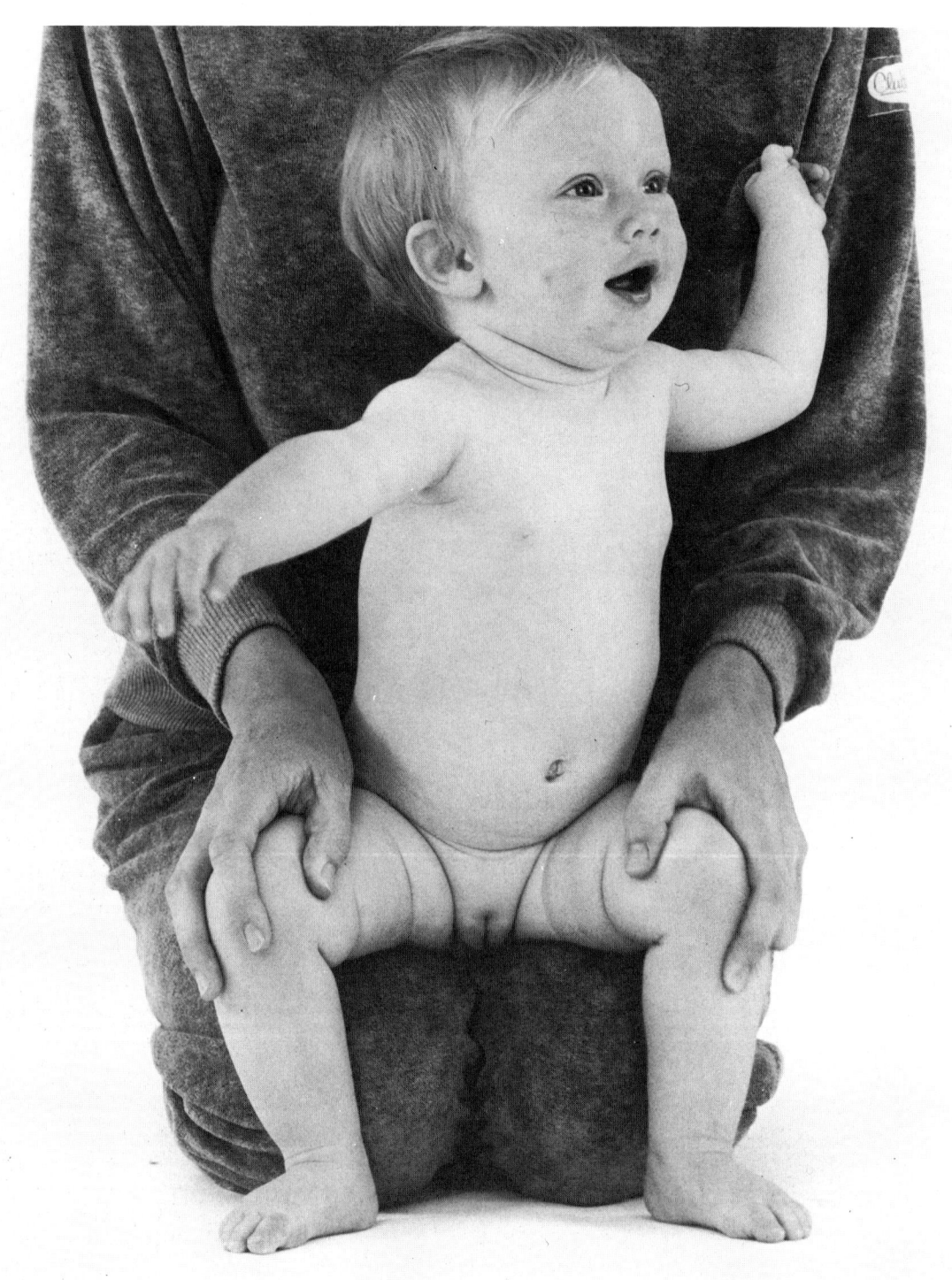

Oder Sie hocken sich auf Ihre
Füße und setzen Ihr Baby mit
geöffneten Knien aufrecht hin, die
Füße gegen den Boden gestemmt.

Diese Übungen dehnen und entspannen die Muskeln des Beckenbodens, so daß feste und flüssige Ausscheidungen leichter durchkom-
men – vor allem, wenn Ihr Baby die Übung aufrecht macht.

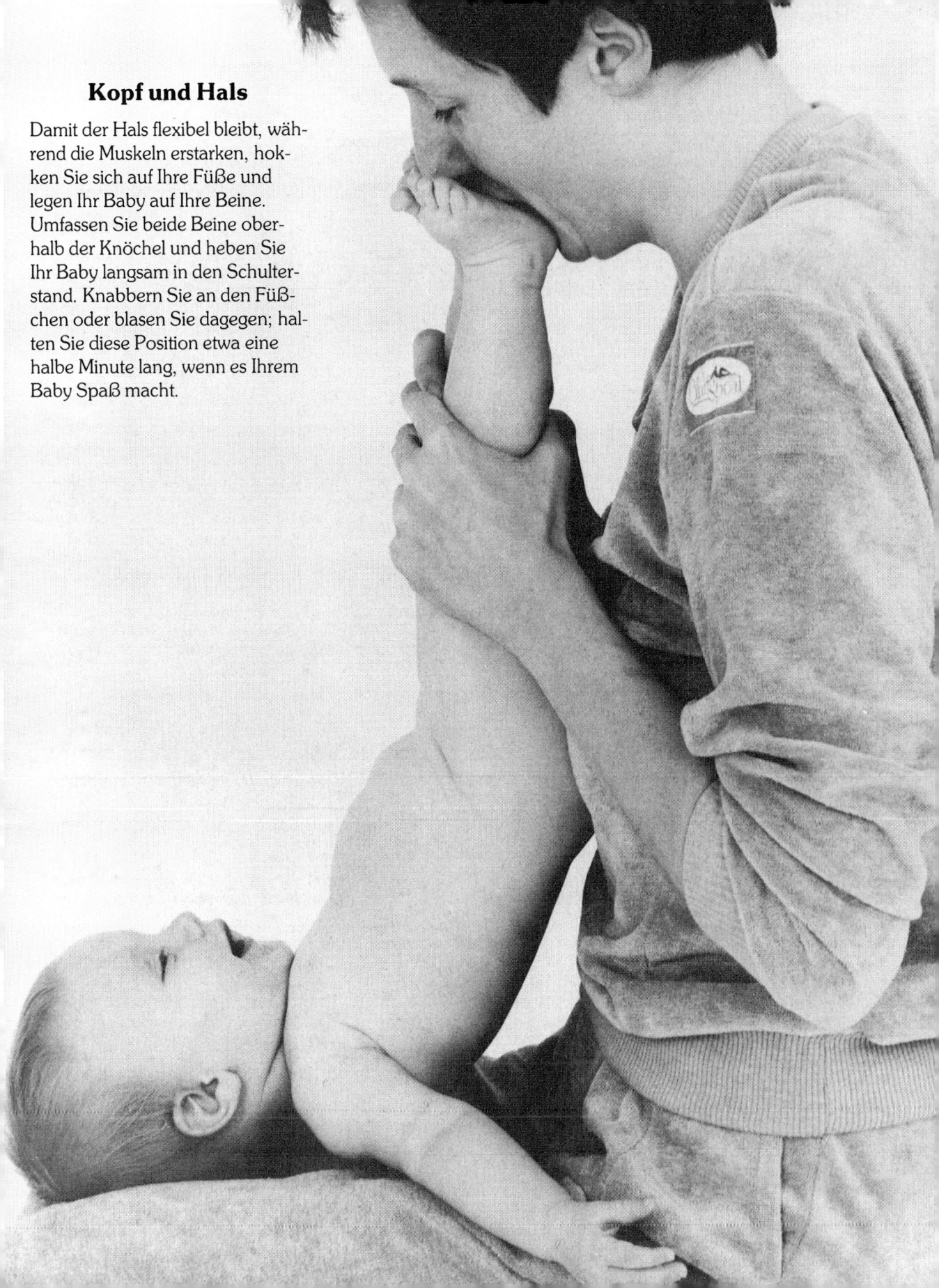

Kopf und Hals

Damit der Hals flexibel bleibt, während die Muskeln erstarken, hokken Sie sich auf Ihre Füße und legen Ihr Baby auf Ihre Beine. Umfassen Sie beide Beine oberhalb der Knöchel und heben Sie Ihr Baby langsam in den Schulterstand. Knabbern Sie an den Füßchen oder blasen Sie dagegen; halten Sie diese Position etwa eine halbe Minute lang, wenn es Ihrem Baby Spaß macht.

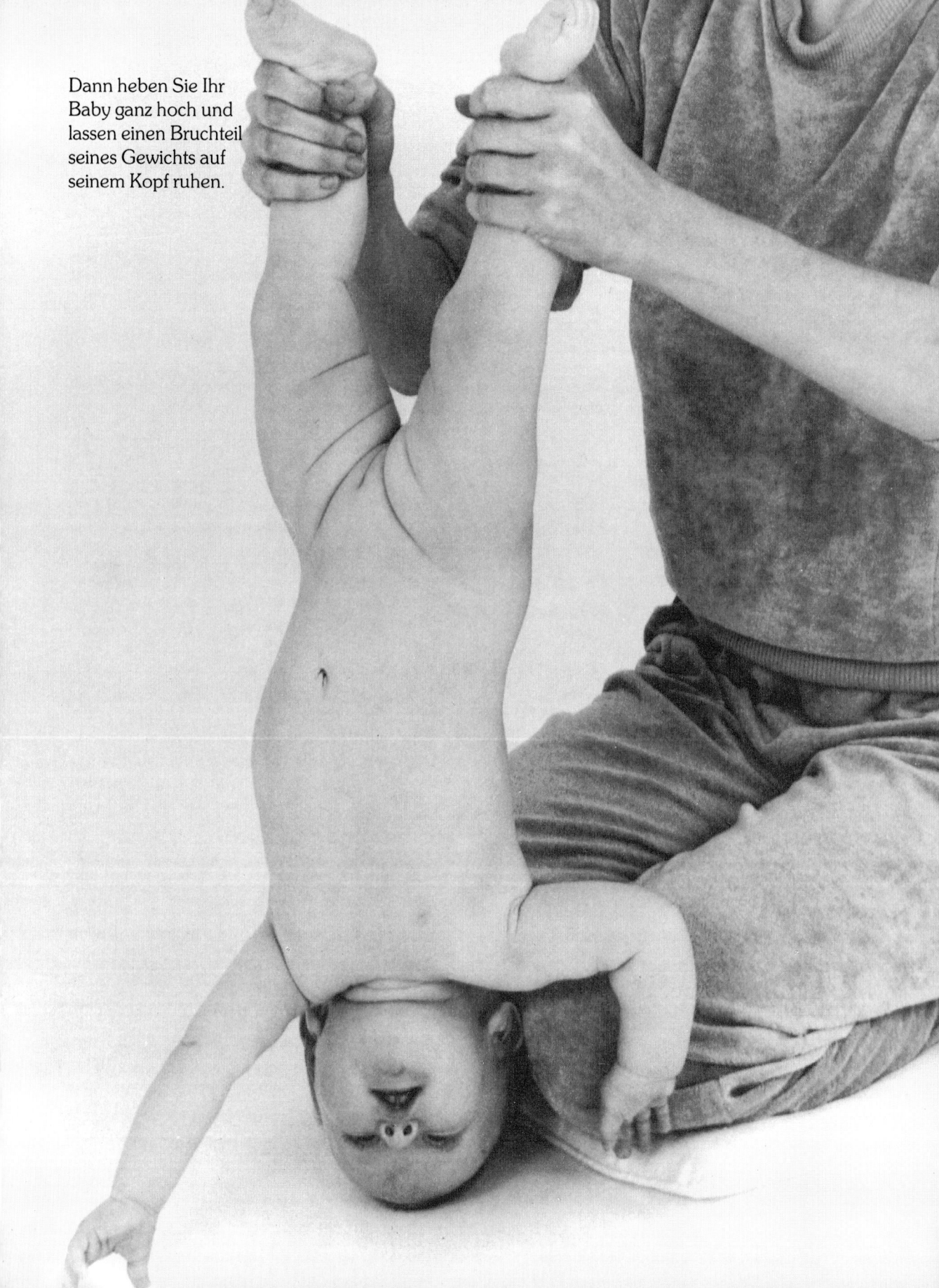

Dann heben Sie Ihr
Baby ganz hoch und
lassen einen Bruchteil
seines Gewichts auf
seinem Kopf ruhen.

7

Verdauung und Entspannung

Viele Ärzte neigen zu der Ansicht, daß die Mütter es allzuoft auf Verdauungsprobleme schieben, also auf Blähungen oder Bauchweh, wenn ihr Baby schreit. Weil Blähungen und Bauchweh sich als bequeme Erklärungen anbieten, wird zuweilen übersehen, daß das Baby im Arm gehalten und geknuddelt werden oder spielen will, Hunger hat, zahnt oder womöglich sogar krank ist. Die meisten Mütter aber sind sich darin einig, daß ihr Baby aufgrund seiner körperlichen Unreife tatsächlich »Blähungen« und manchmal eine Kolik hat, und daß herkömmliche Methoden, die Gase aus dem Körper hervorzulocken, auch wirklich Erleichterung bringen.

Quelle der Zufriedenheit

Der Bauch oder das Abdomen ist anerkanntermaßen ein bedeutendes emotionales Zentrum. Unruhe, Angst und Aufregung gehen alle von dieser Region aus, und solche Emotionen rufen tiefgreifende körperliche Reaktionen hervor, die sich auf die Verfassung und Stimmung eines Babys auswirken. Weil ein Baby noch so verletzlich ist, kann zum Beispiel Hunger ein Gefühl der Unruhe, Einsamkeit, Angst usw. aufkommen lassen. Ist der Bauch dauernd angespannt, wird der ganze körperliche Zusammenhang gestört, Brust und Schultern nach vorn gezogen, der obere Teil des Rückens rund gebogen und die Wirbelsäule geschwächt.

Einige Völker betrachten den Bauch als Sitz der Weisheit und Zufriedenheit. Sie lehren, daß Ängste und Beklemmungen bei richtiger Entspannung dieser Körperregion eingedämmt werden und ein Hochgefühl den ganzen Körper durchströmt. Japanische Kinder bezeichnen den Bauch als *onaka*, was »die verehrte Mitte« bedeutet. Ihre Kultur lehrt, daß eine gute Entspannung des Bauchs innere Ruhe, Bewußtheit und die Fähigkeit hervorbringt, die Dinge mit einem klaren Geist zu erfassen.

Unbehagen und Abhilfe dagegen

Liebevolle Fürsorge und eine entspannte Mutter tragen viel dazu bei, daß sich ein Baby ruhig und sicher fühlen kann, aber auch beim

Baby mit dem friedvollsten Gemüt können aufgrund seiner körperlichen Unreife Spannungen und Unbehagen im Bäuchlein vorkommen. Erwachsene wie Kinder schlucken beim Essen und Trinken Luft, und es ist ganz normal, daß sich im Magen und Darm etwas Luft befindet. Bei ganz kleinen Kindern gerät jedoch oft unangenehm viel Luft in den Magen, während sie trinken. Auch wegen der Unreife des frühkindlichen Verdauungssystems kann die Luft im Darm sich manchmal zu einer quälenden Gasblase entwickeln.

Wenn Sie Ihr Baby während und nach dem Füttern richtig halten, können Sie verhindern, daß es allzuviel Luft schluckt, und ihm Erleichterung verschaffen. Halten Sie Ihr Kind gekrümmt oder waagrecht, kann sich in dem kleinen Magen Luft ansammeln und ihn erheblich ausweiten. Beim anschließenden »Bäuerchen« kommt oft einiges an Milch wieder hoch. Wenn Sie beim Füttern aber den Rücken Ihres Babys einigermaßen gerade halten und den unteren Teil des Rückens aufrecht abstützen, kann es überschüssige Luft leicht aufstoßen.

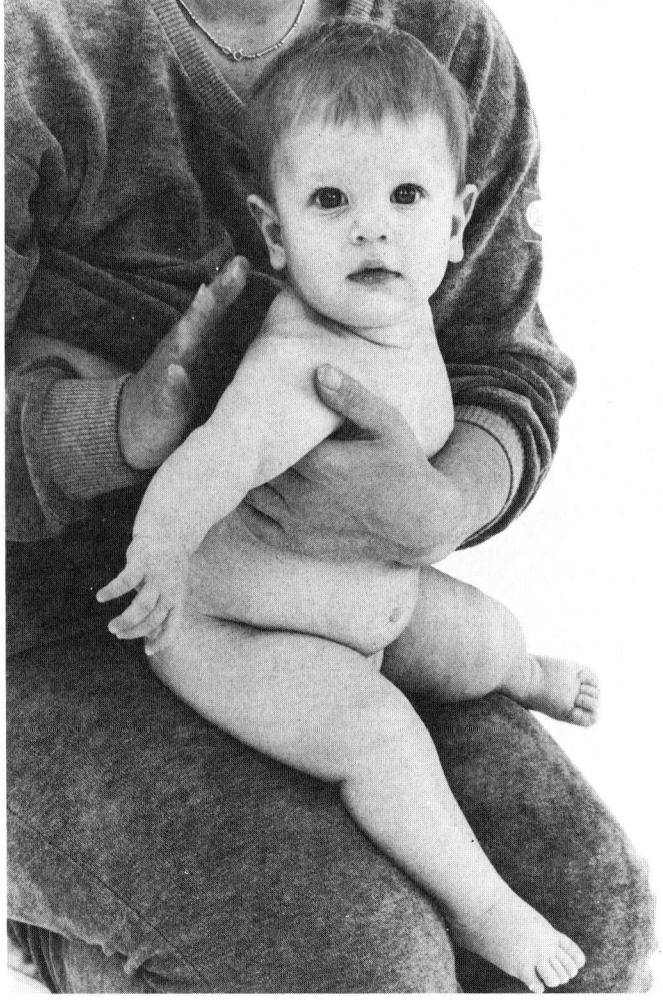

Nach dem Trinken können Sie Ihrem Baby beim Bäuerchen wie folgt helfen: Setzen Sie Ihr Baby auf Ihre Knie, so daß es sich nach vorn beugt; stützen Sie es dabei mit einer Hand oben an der Brust und streichen Sie ihm mit der anderen Hand vom Steißbein aus über den Rücken, und zwar nur nach oben. Dann klopfen Sie ihm leicht zwischen den Schulterblättern auf den Rücken.

Dasselbe können Sie tun, wenn Sie Ihr Baby über eine Schulter legen. Manche Eltern finden diese Haltung bequemer und wirkungsvoller.

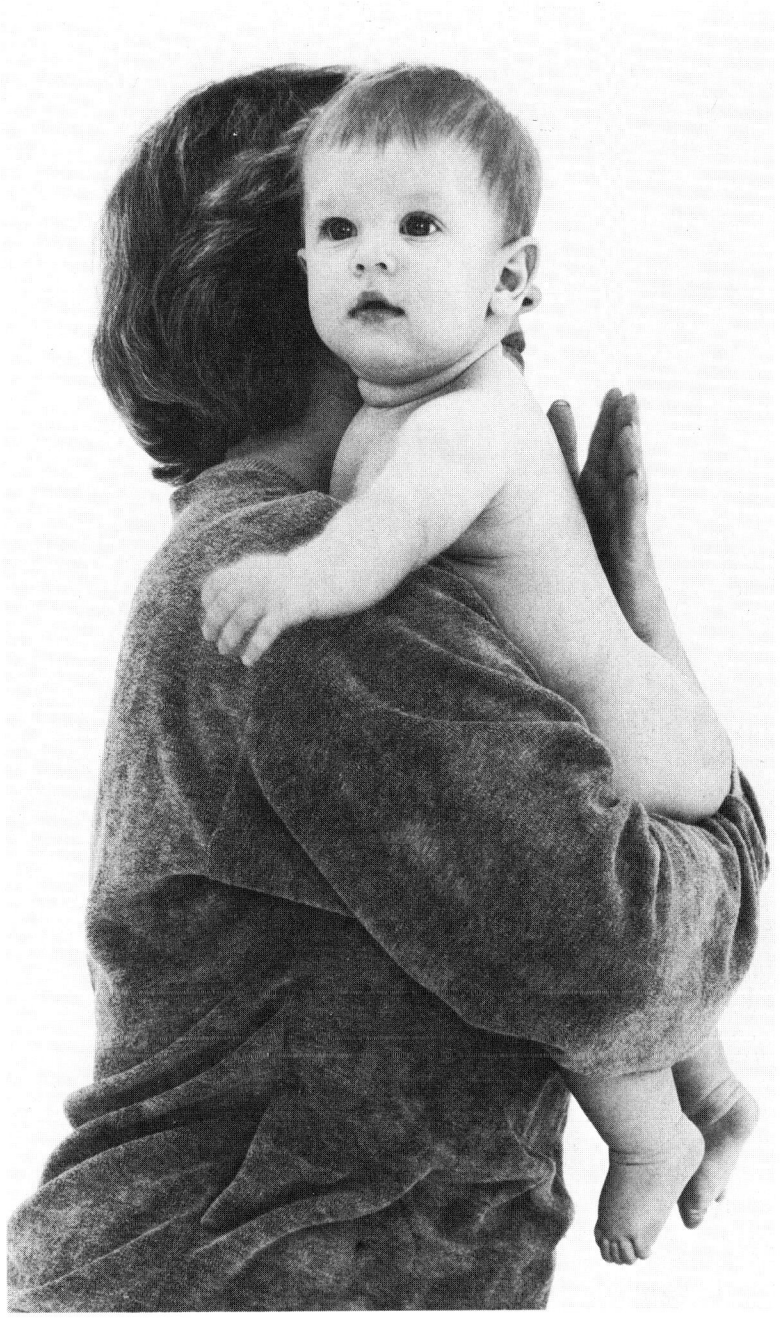

Wenn Sie Ihr Baby nach einer Mahlzeit hinlegen, dann am besten auf den Bauch oder auf die rechte Seite. Wenn Sie es auf die linke Seite legen, können eventuelle Luftreste im Magen in den Darm eindringen und Unbehagen verursachen.

Regelmäßige Babymassage und gymnastische Übungen für den Bauch tragen das ihre dazu bei, entspannte Bauchmuskeln zu erhalten und zu fördern.

8

Atmung und Entspannung

Von allem, was für das Leben notwendig ist, was die Vitalität, die gesunde Funktion und Entwicklung des Körpers in Gang hält und fördert, ist vielleicht das wichtigste der Sauerstoff. »Wenig atmen heißt wenig fühlen«, »gehemmte Atmung führt zu Ängstlichkeit, ... Apathie, ... Verlust der Selbstkontrolle, Konzentrationsverlust«. Dies sind einige der Erkenntnisse von Physiotherapeuten und Ärzten, und die moderne Medizin erkennt heute der Physiotherapie einen unschätzbaren Wert bei der Behandlung von Asthma und verwandten Störungen zu.

Sie werden bemerken, daß Ihr Kind mit dem unteren Teil des Brustkorbs und dem Bauch atmet, die sich beide gleichzeitig ausdehnen und zusammenziehen. Diese Art der Atmung – die Bauchatmung – findet man nur bei Kindern, guten Sportlern und gesunden, entspannten Erwachsenen. Dabei senkt sich die Basis der Lunge, das Zwerchfell, in den Bauchraum hinab. Das hat zwei große Vorteile für die gesunde Funktion des Körpers: erstens vergrößert sich das eingeatmete Sauerstoffvolumen, zweitens wird der Bauch massiert.

Innere Massage

Bei jedem Einatmen senkt sich das Zwerchfell und drückt leicht auf die Bauchorgane, wobei sich der Bauch nach außen wölbt. Bei jedem Ausatmen hebt sich das Zwerchfell und schafft dabei ein Vakuum, das den Bauch und seinen Inhalt nach innen zieht. Diese Bewegung dient der Entspannung der inneren Organe und stimuliert sie in ihrer Funktion. Und das in 24 Stunden etwa 15 000 Mal.

Atmung und Flexibilität

Die Lungen sind passive Behälter, die das Auf und Ab des Brustkorbs in Bewegung bringen. Die Tiefe der Atmung hängt von der Flexibilität des Brustkorbs und von guter Haltung, einem geraden Rücken und freien Schultern ab. Wenn dazu noch ein entspannter Bauch kommt, erhält der Körper ein Maximum an Sauerstoff bei einem Minimum an Anstrengung.

Erleichterung bei Schnupfen

Kleine Kinder atmen immer durch die Nase und nehmen Luft nur in Notfällen durch den Mund auf, wenn die Nasenlöcher verstopft sind. Deshalb können sich leichte Erkrankungen des Atmungstrakts, also Husten und Erkältungen, nachts sehr störend auswirken: Sie behindern den natürlichen Atemrhythmus des Kindes und beeinträchtigen den Schlaf.

Mit dem Übergang vom Wachsein zum Schlafen entspannt sich der Körper, und der Atemrhythmus vertieft und verlangsamt sich. Wenn jetzt das Baby in seiner Atmung behindert wird, wacht es meist mit einem Ruck auf. Ändert sich nichts an seiner Lage, ist es bald gereizt und verzweifelt.

Massieren Sie kurz vor dem Schlafengehen Brust und Rücken Ihres Babys mit Massageöl, dem Sie Eukalyptusessenz zugesetzt haben. Darüber hinaus kann folgende Technik dazu beitragen, die Verstopfung zu lösen, Erleichterung zu verschaffen und dazu eine ungestörte Nachtruhe.

Die zur Entspannung von Brust und Bauch vorgestellten Massagetechniken und die Gymnastikübungen für Brust und Bauch werden vieles dazu tun, um einen regelmäßigen, tiefen, entspannten Atemrhythmus zu erhalten und zu fördern, während Ihr Kind heranwächst.

Legen Sie Ihr Baby mit dem Rükken auf Ihre Beine. Streichen Sie die Linie der Backenknochen nach; beginnen Sie dabei links und rechts vom Nasenrücken und drücken Sie sanft mit Ihren Zeigefingern nach unten und nach außen. Dabei werden die Nasenlöcher geweitet, was bei verstopfter Nase Erleichterung verschafft. (Probieren Sie das erst einmal an sich selbst aus, bis Sie die richtige Technik herausgefunden haben.)

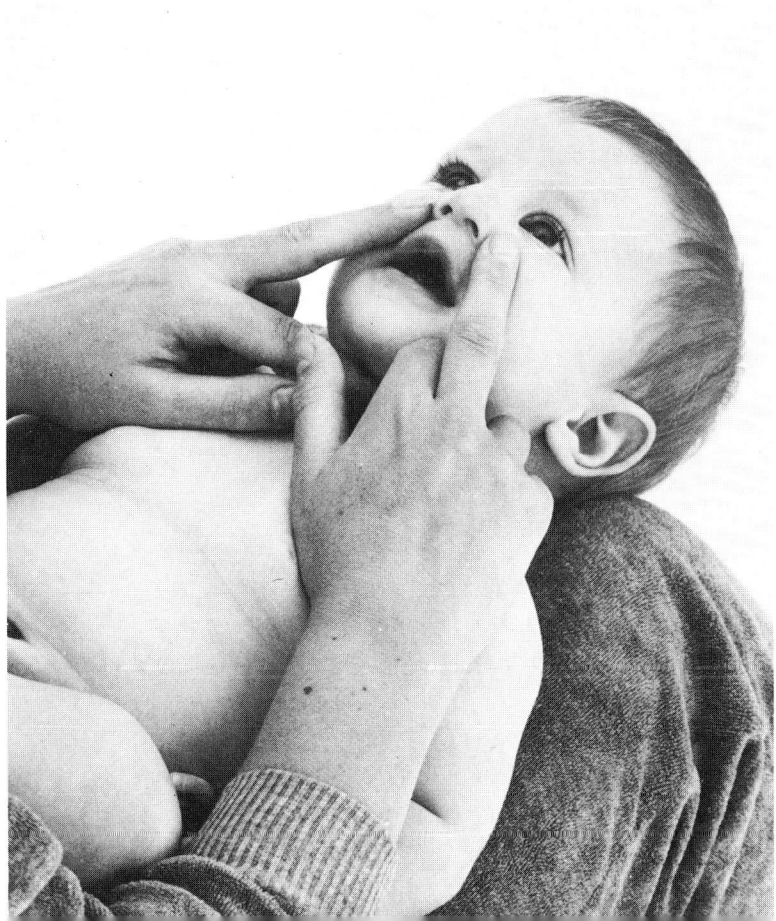

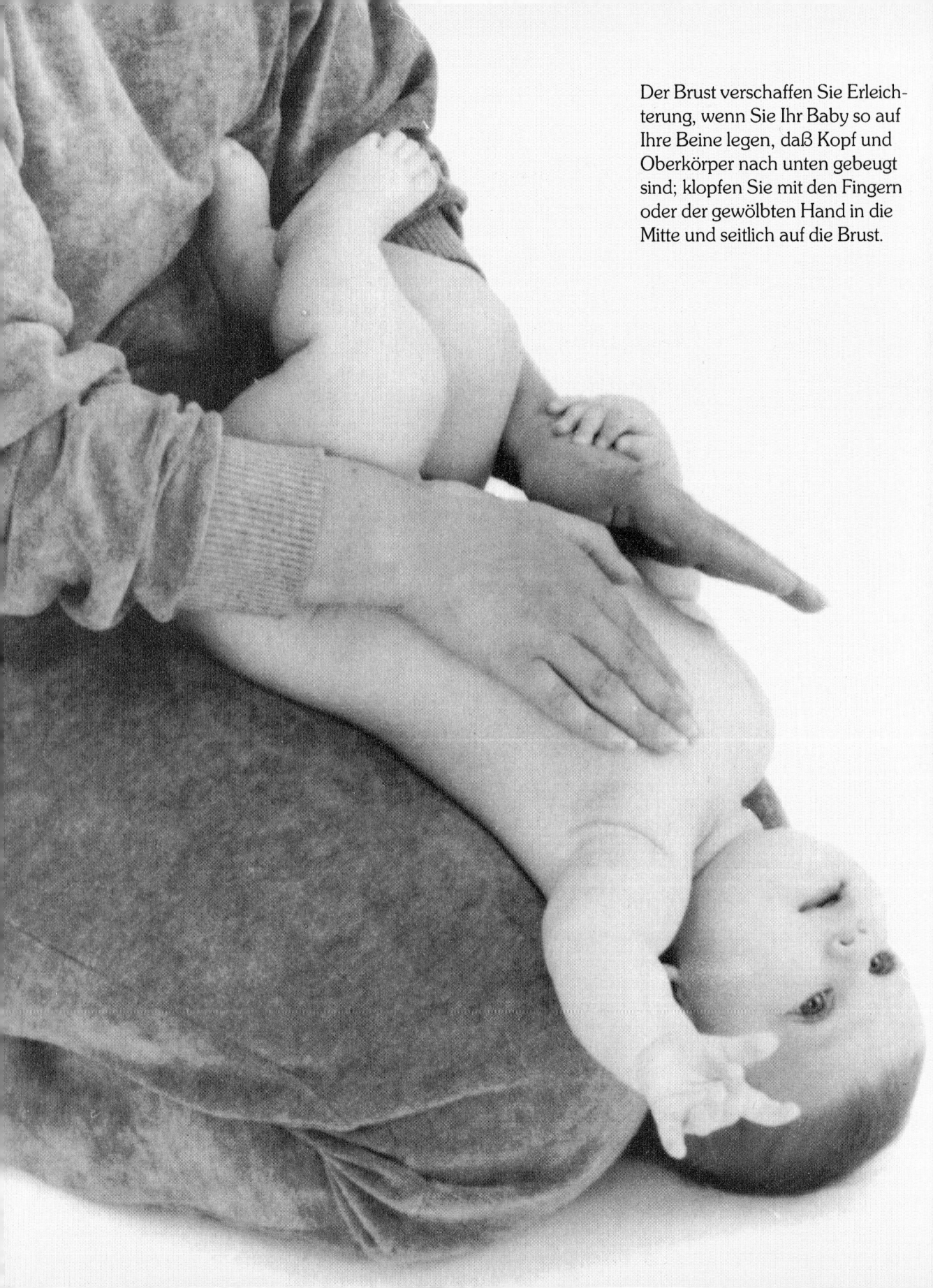

Der Brust verschaffen Sie Erleichterung, wenn Sie Ihr Baby so auf Ihre Beine legen, daß Kopf und Oberkörper nach unten gebeugt sind; klopfen Sie mit den Fingern oder der gewölbten Hand in die Mitte und seitlich auf die Brust.

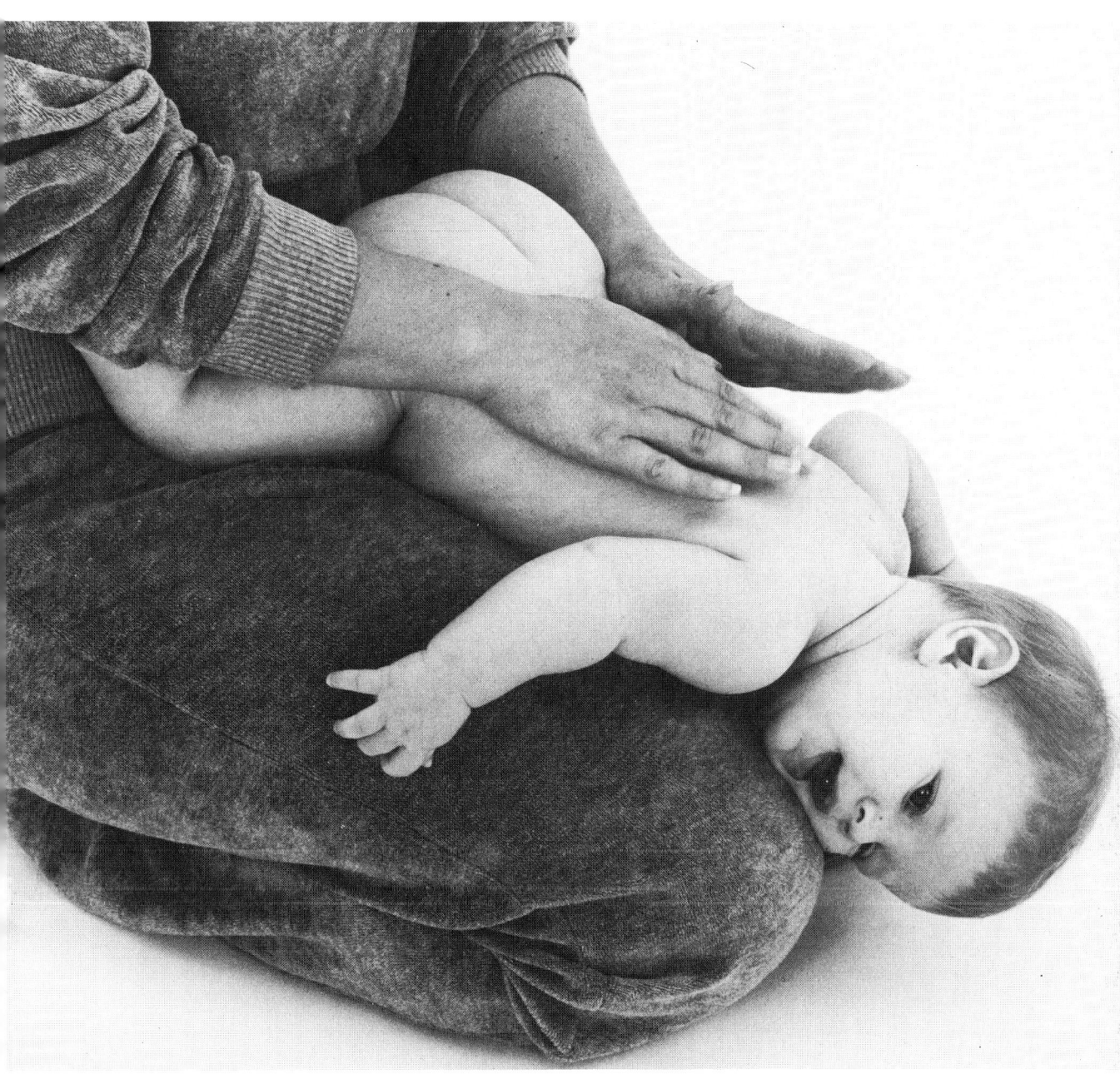

Drehen Sie dann Ihr Baby um und
machen Sie dasselbe mit der oberen Rückenpartie.
Lassen Sie Ihr Baby in einer leicht
aufgerichteten Stellung schlafen;
legen Sie es mit dem Kopf und
dem Oberkörper auf ein Polster
oder Kissen.

Erstickungsanfälle

Das passiert bei Babys manchmal, wenn etwas vom Essen in den falschen Hals gerät. Beugen Sie Ihr Kind nach vorn und klopfen Sie ihm fest auf die obere Rückenpartie; das löst meistens das Problem. In Notfällen jedoch, wenn Ihr Kind etwas schluckt, das seine Atemwege blockiert, geben Sie ihm einen kräftigen Schlag zwischen die Schulterblätter. Ein bis zwei Schläge genügen meist, falls nicht, probieren Sie's öfter oder stellen Ihr Kind dabei auf den Kopf.

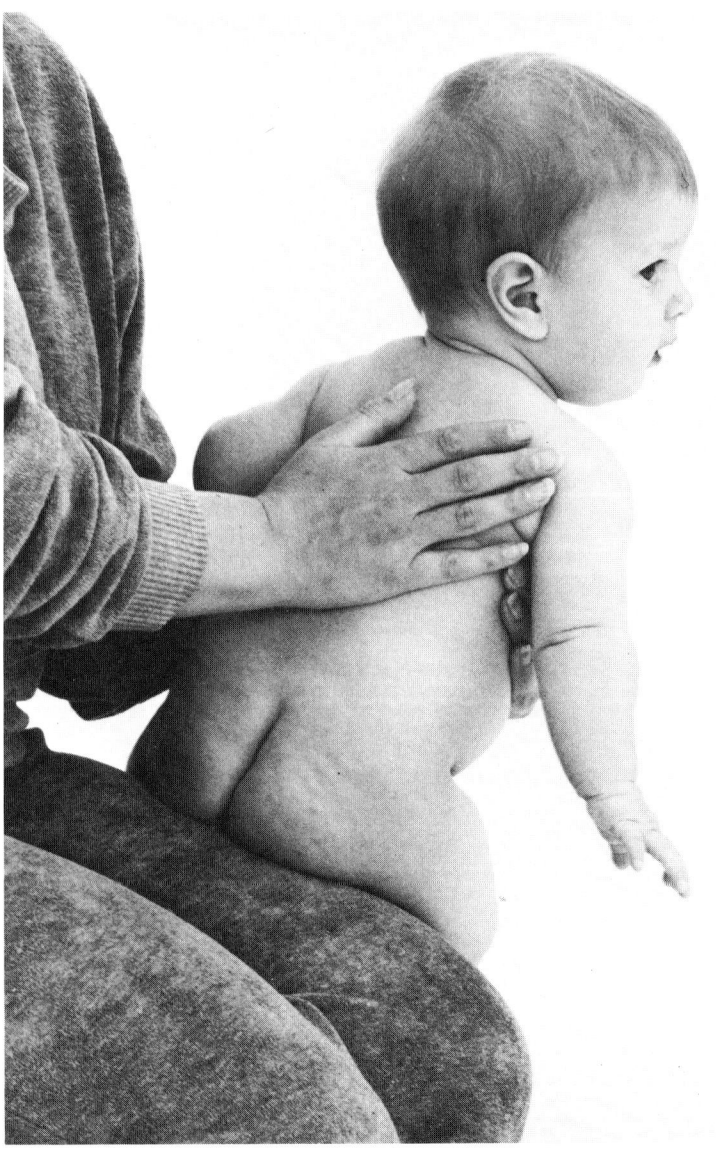

Bei schwerem Schnupfen erbricht Ihr Kind möglicherweise. Dabei werden Lungen und Bronchien durch Muskelkontraktionen zusammengedrückt und Schleim ausgestoßen.

9

Gymnastik für Kleinkinder

Wenn Ihr Kind etwa fünfzehn Monate alt ist oder gut steht und läuft, sollten Sie sich folgende Übungen zur Gewohnheit machen. Regelmäßiges »Turnen« ein- bis zweimal die Woche wird dafür sorgen, daß die Elastizität Ihres Kindes, seine gute Haltung und alle Eigenschaften, mit denen ein entspannter, gesunder Körper gesegnet ist, erhalten bleiben. Die Übungen sind eine Fortsetzung der Babygymnastik, die so abgewandelt wurde, daß sie Ihrem nun recht aktiven Kind entspricht, und jede Serie wurde so gestaltet, daß sich die Einzelübungen auseinander entwickeln.

Leiten Sie die Turnerei mit Liebe und Zärtlichkeit, mit vielen Umarmungen, Schmusen, Kitzeln usw; dann macht sie enorm viel Spaß und bietet Ihnen und Ihrem Kind eine einzigartige Gelegenheit, intensive Augenblicke der Gemeinsamkeit auszukosten und einander mit allen Körperfasern zu erleben.

Machen Sie zunächst einmal die erste Übung jeder Serie, und wenn sie so gut geht, daß Ihr Kind sich in dieser Haltung wohlfühlt und auch mal einen leichten Schubser verträgt, gehen Sie zur zweiten über usw.

Seien Sie spontan, machen Sie aus jeder Übung ein liebevolles Spiel, wenn Sie merken, daß Ihr Kind zum Spielen aufgelegt ist. Jahrelange Forschungsarbeiten haben erwiesen, daß Ängstlichkeit, Furcht, Schockreaktionen und Verletzungen Hand in Hand gehen mit steifen Muskeln und Gelenken. Wenn Sie mit Ihrem Kind häufig diese Übungsfolgen turnen, wird es aus seinen ersten Begegnungen mit den Forderungen des Lebens die Fähigkeit zurückbehalten, in der Freude an Bewegung Trost zu finden und in dem Wohlgefühl, das sich in einem entspannten, geschmeidigen Körper ausbreitet, auch seelische Tiefs zu überwinden.

Beine und Füße

Sie sind die Wurzeln des Körpers, und die Flexibilität ihrer Gelenke wie die Geschmeidigkeit ihrer Muskeln entscheiden darüber, wie gut der Körper stehen und sich fortbewegen kann.

Die Flexibilität der Hüftgelenke bestimmt, wie gut wir uns vorbeugen können. Wenn wir die Beweglichkeit dieser Gelenke trainieren, erhalten wir auch die Kraft und Gesundheit des unteren Rückenbereichs und der Wirbelsäule. Die Knie sind unsere größten Gelenke und tragen zusammen mit den Knöcheln das gesamte Gewicht des aufgerichteten Körpers. Daher entscheidet ihre Flexibilität darüber, wie gut sie dieses sich bewegende Gewicht auf den Boden ableiten.

Rückseite der Beine

Serie 1

Ihr Kind liegt mit dem Rücken auf Ihren Beinen. Führen Sie sanft und spielerisch die Füße seitlich an den Kopf heran; dabei öffnen sich die Knie.

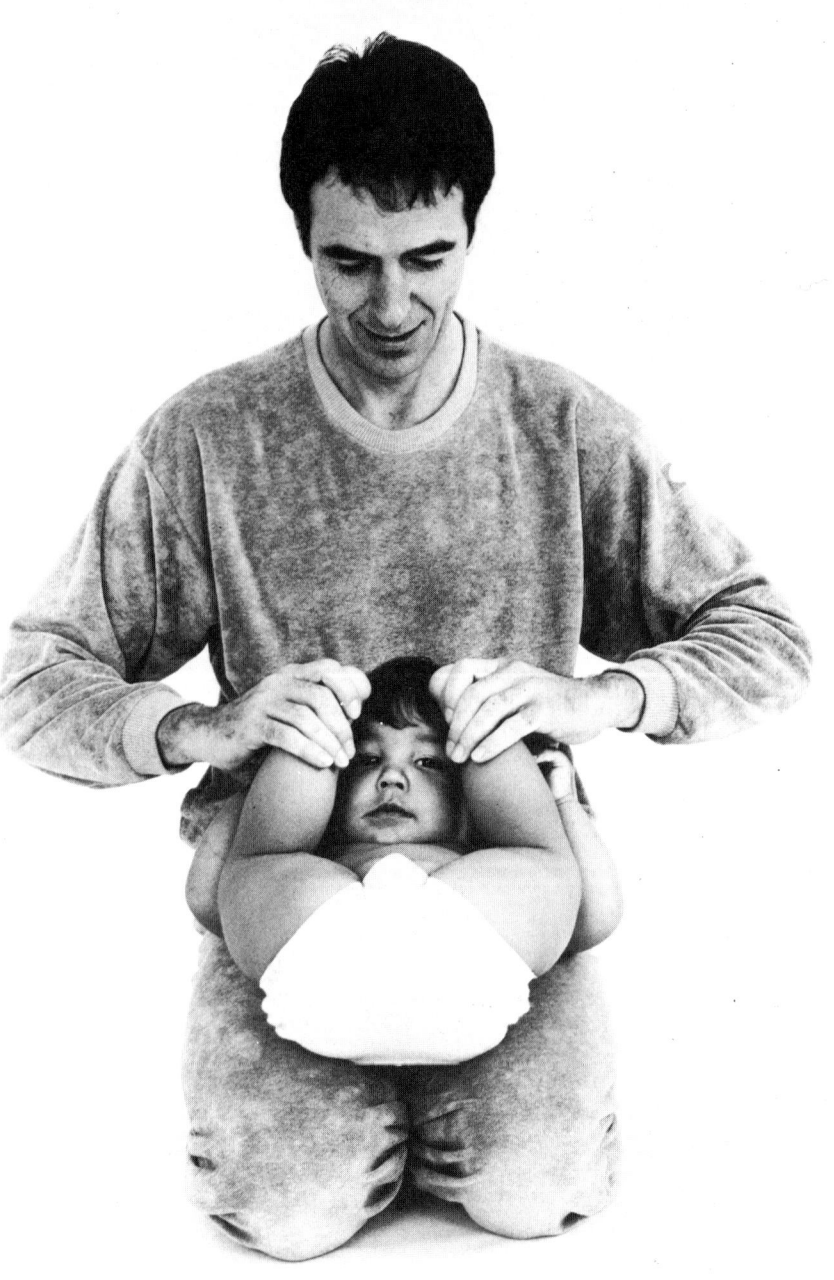

Wenn es für Ihr Kind angenehm
ist, kann es diese Übung auch auf
dem Fußboden machen.

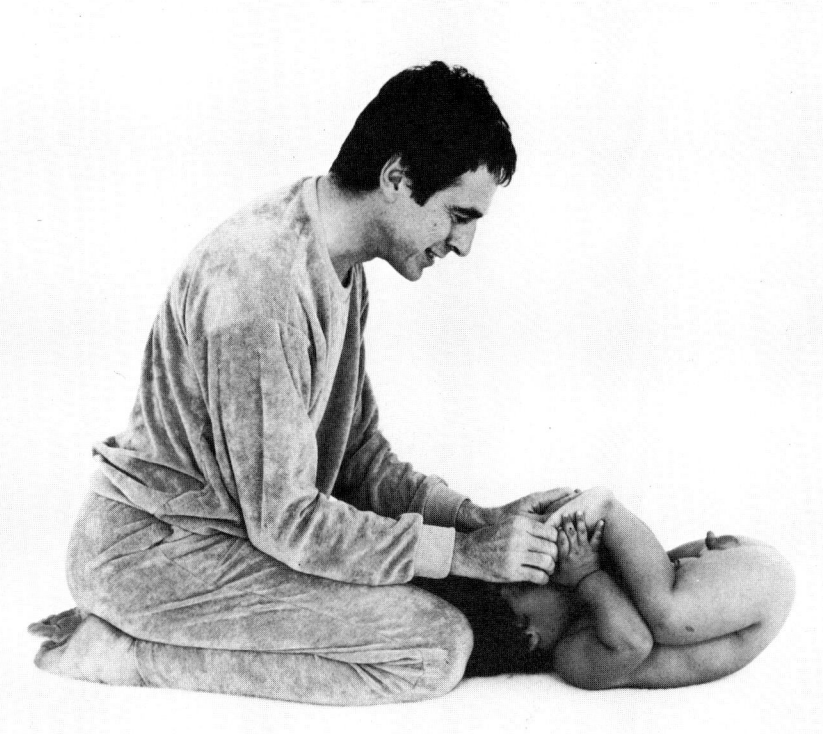

Ist diese Haltung für Ihr Kind
bequem, dann lassen Sie es mit ein
wenig Nachhilfe einen Purzelbaum
rückwärts machen.

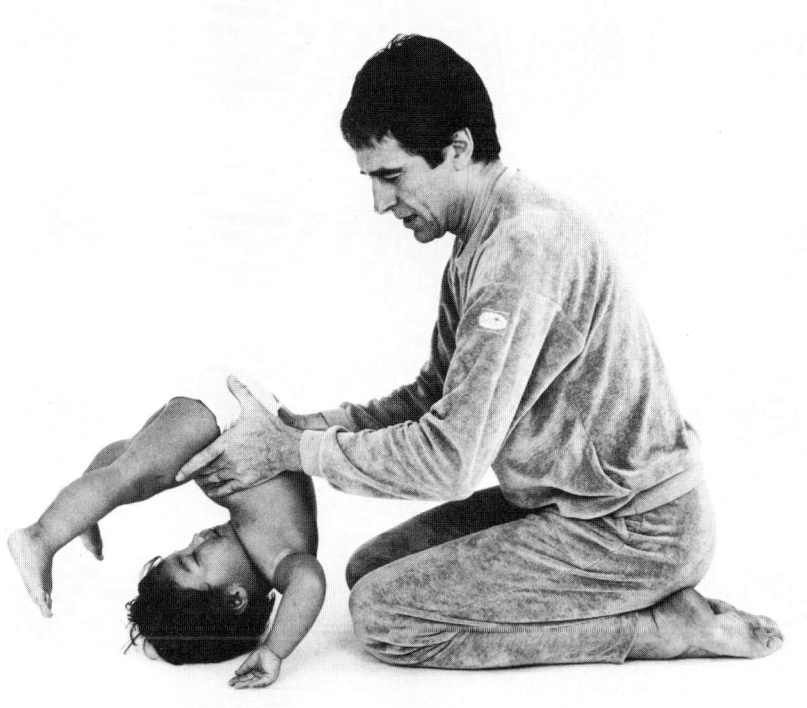

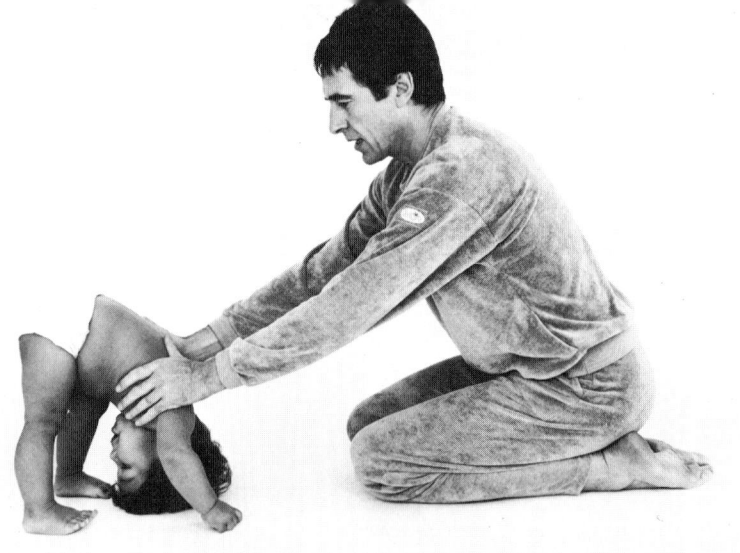

Dann soll sich Ihr Kind vorbeugen;
die Beine sind dabei gestreckt.

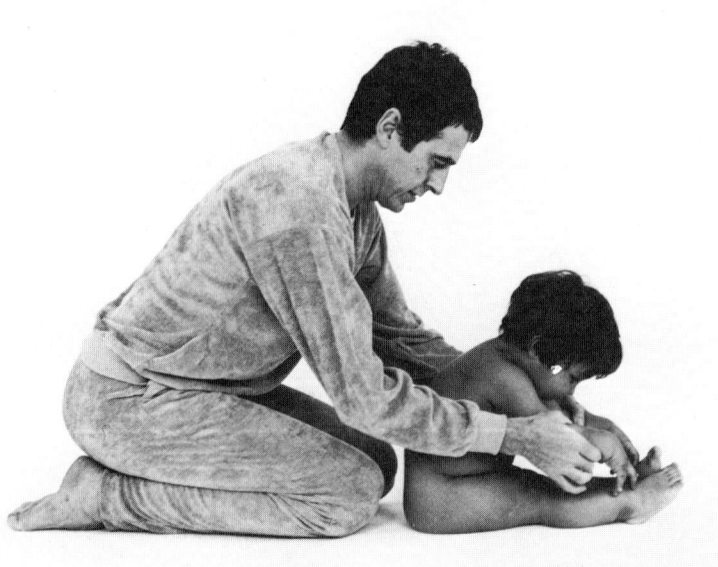

Nun setzt sich Ihr Kind mit
gestreckten Beinen hin. (Ziehen
Sie den Po nach außen, damit Ihr
Kind auf den Rückseiten der Beine
sitzt).

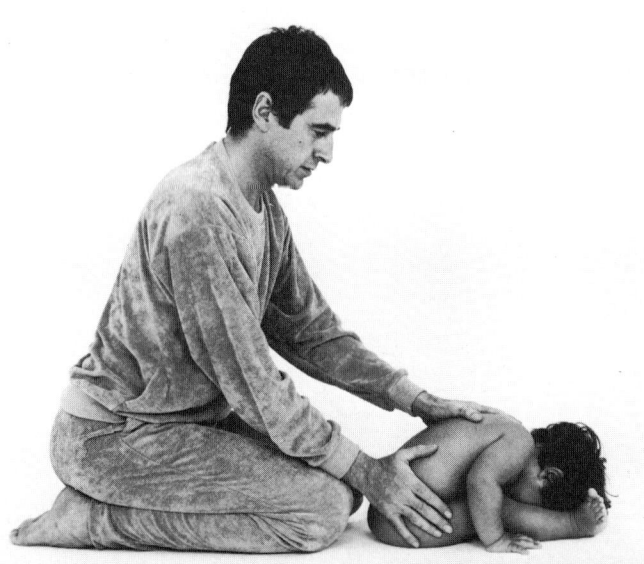

Wenn es für Ihr Kind bequem ist,
dann lassen Sie es sich zu den
Schienbeinen vorbeugen.

Beininnenseiten

Serie 2

Ihr Kind liegt mit dem Rücken auf
Ihren Beinen. Öffnen Sie seine
Beine und Füße.

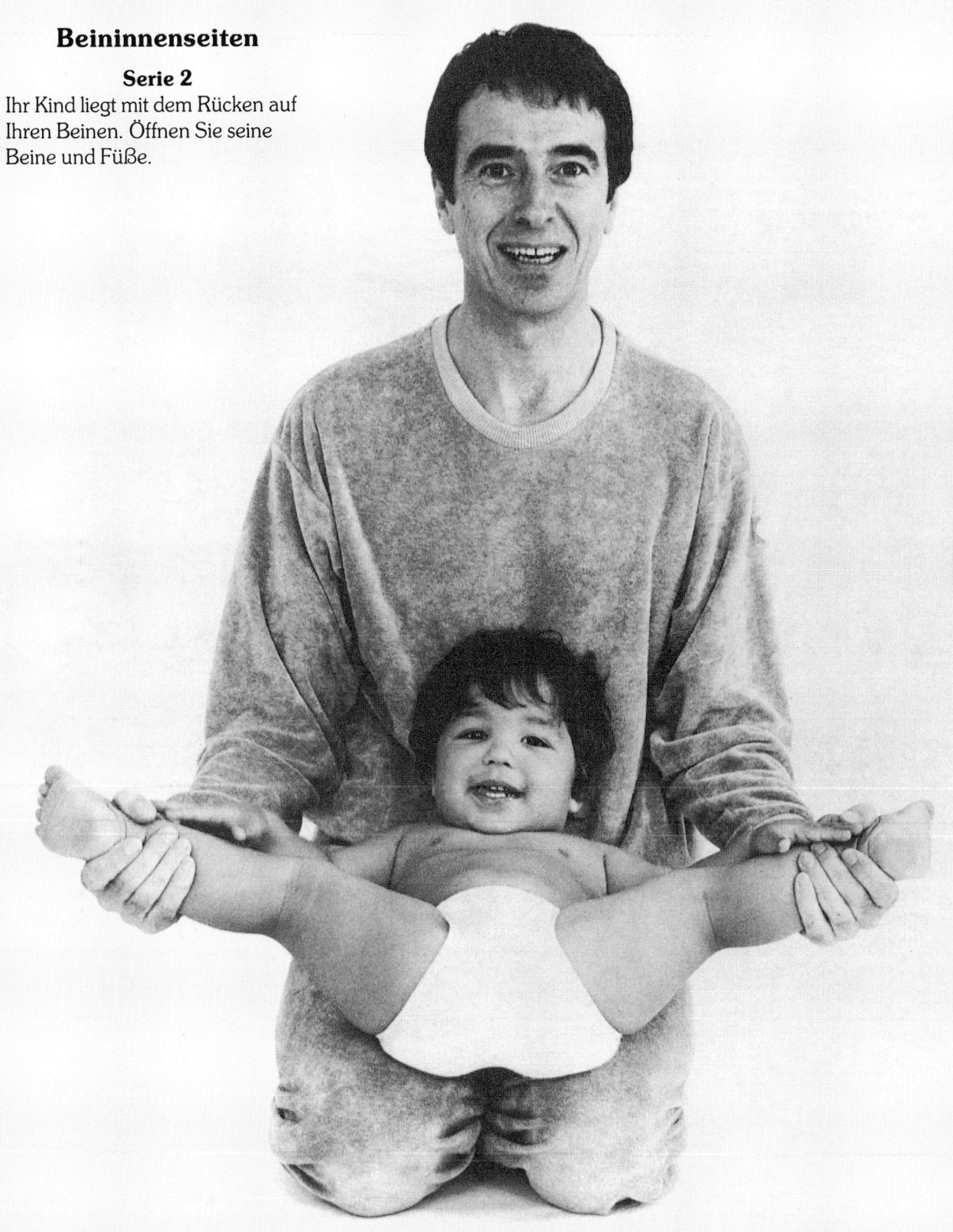

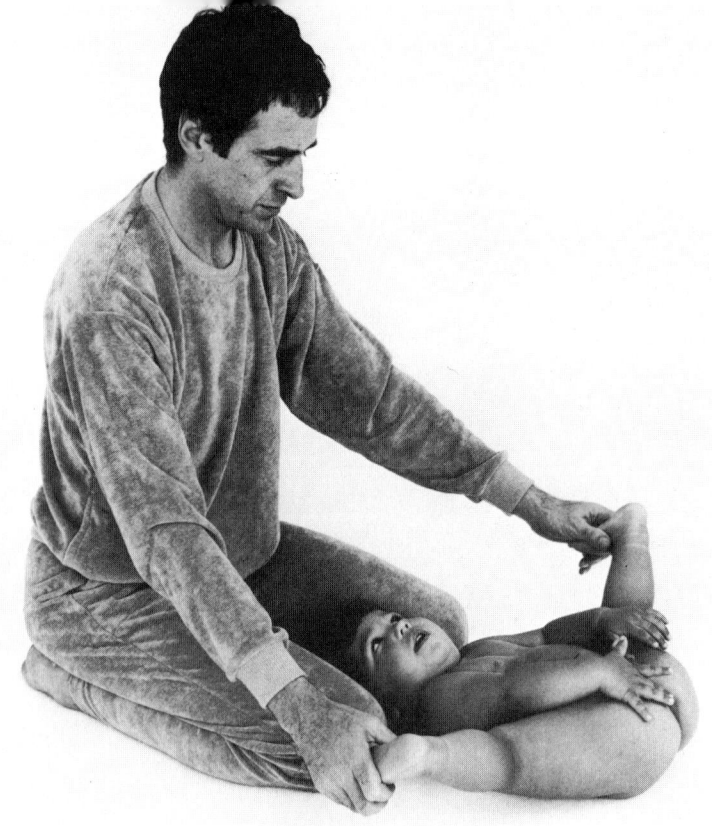

Wenn Ihr Kind das angenehm findet, kann es diese Übung auch auf dem Boden machen.

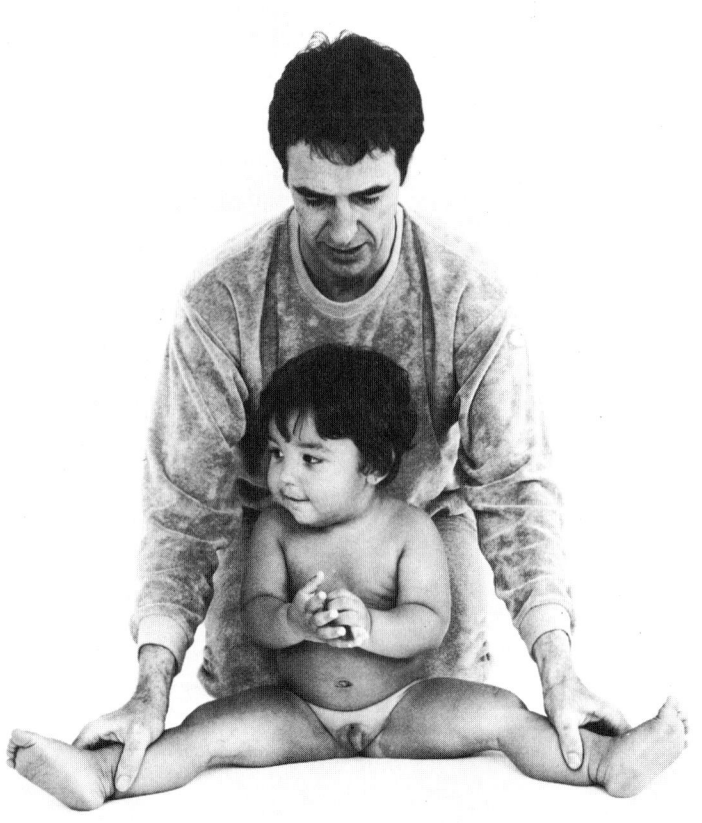

Ist diese Haltung angenehm, lassen Sie Ihr Kind mit gespreizten Beinen sitzen (und zwar auf den Rückseiten der Beine, nicht auf dem Po).

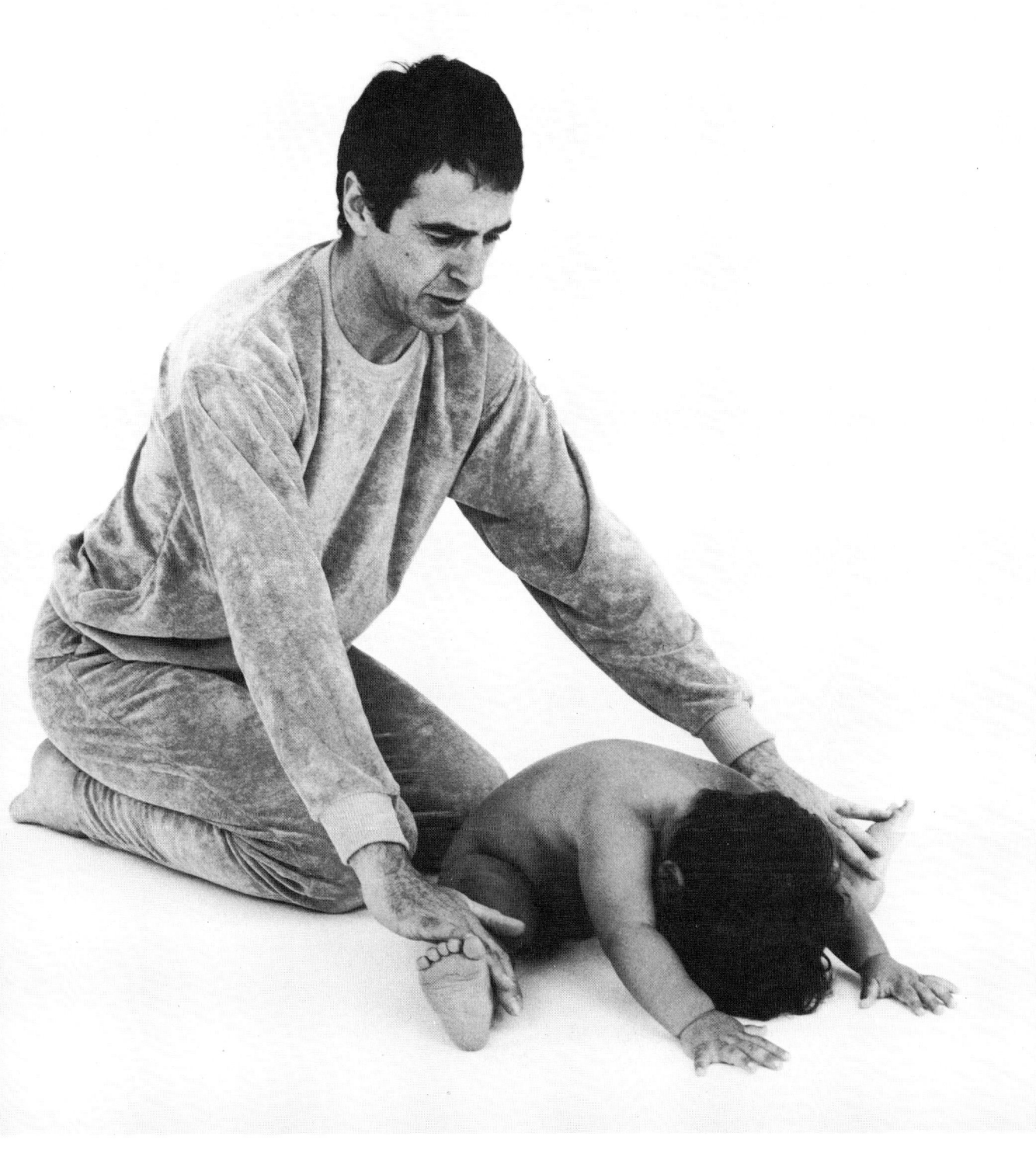

Ist das bequem, dann ermuntern
Sie Ihr Kind dazu, sich in dieser
Haltung nach vorn zu legen.

Beinvorderseiten

Serie 3

Lassen Sie ihr Kind zwischen seinen Füßen sitzen, und zwar auf
den Rückseiten der Beine; die großen Zehen zeigen dabei nach
innen.

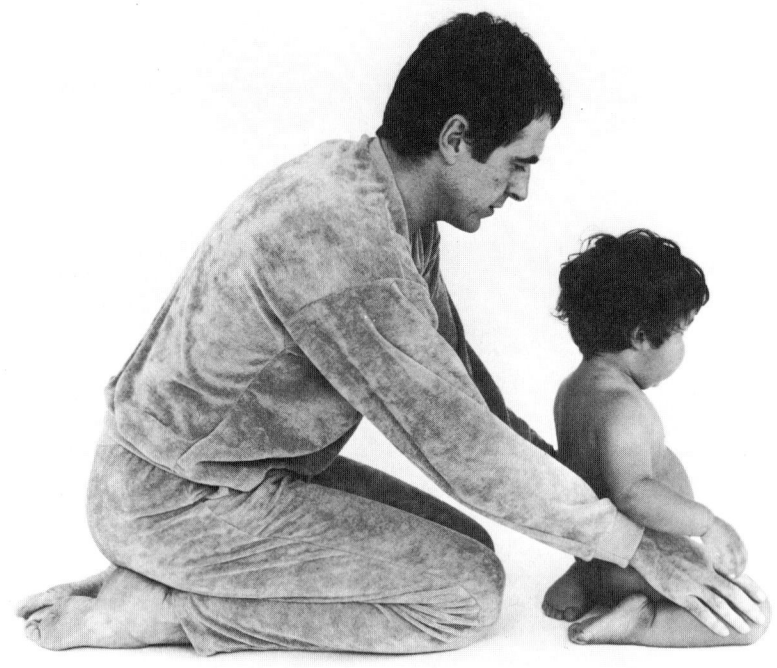

Wenn diese Haltung bequem ist,
ermuntern Sie Ihr Kind, sich auf
Ihre Oberschenkel zurückzuleh-
nen.

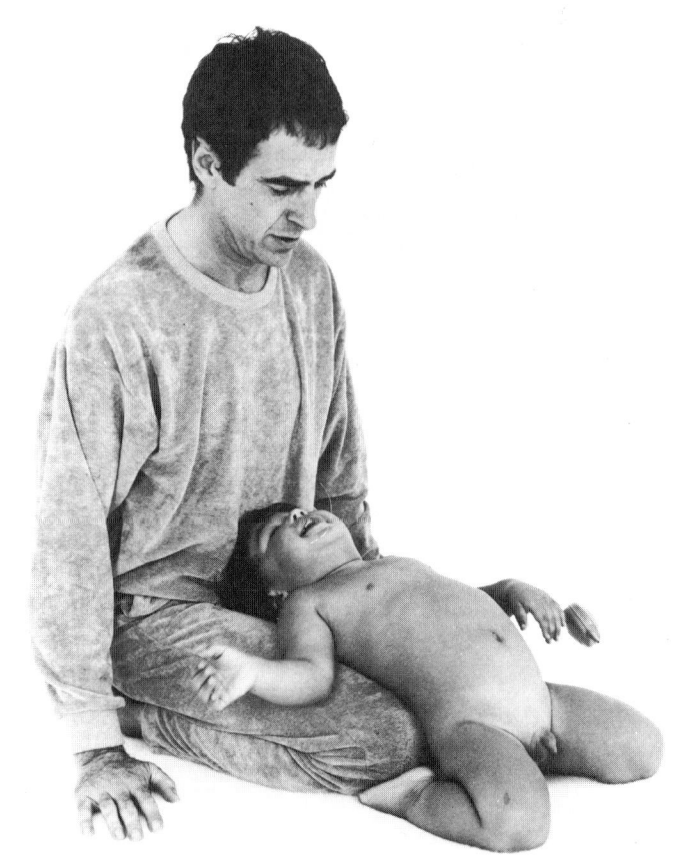

Nun soll sich Ihr Kind in derselben
Haltung vorbeugen; sein Po ist
dabei auf oder zwischen seinen
Füßen.

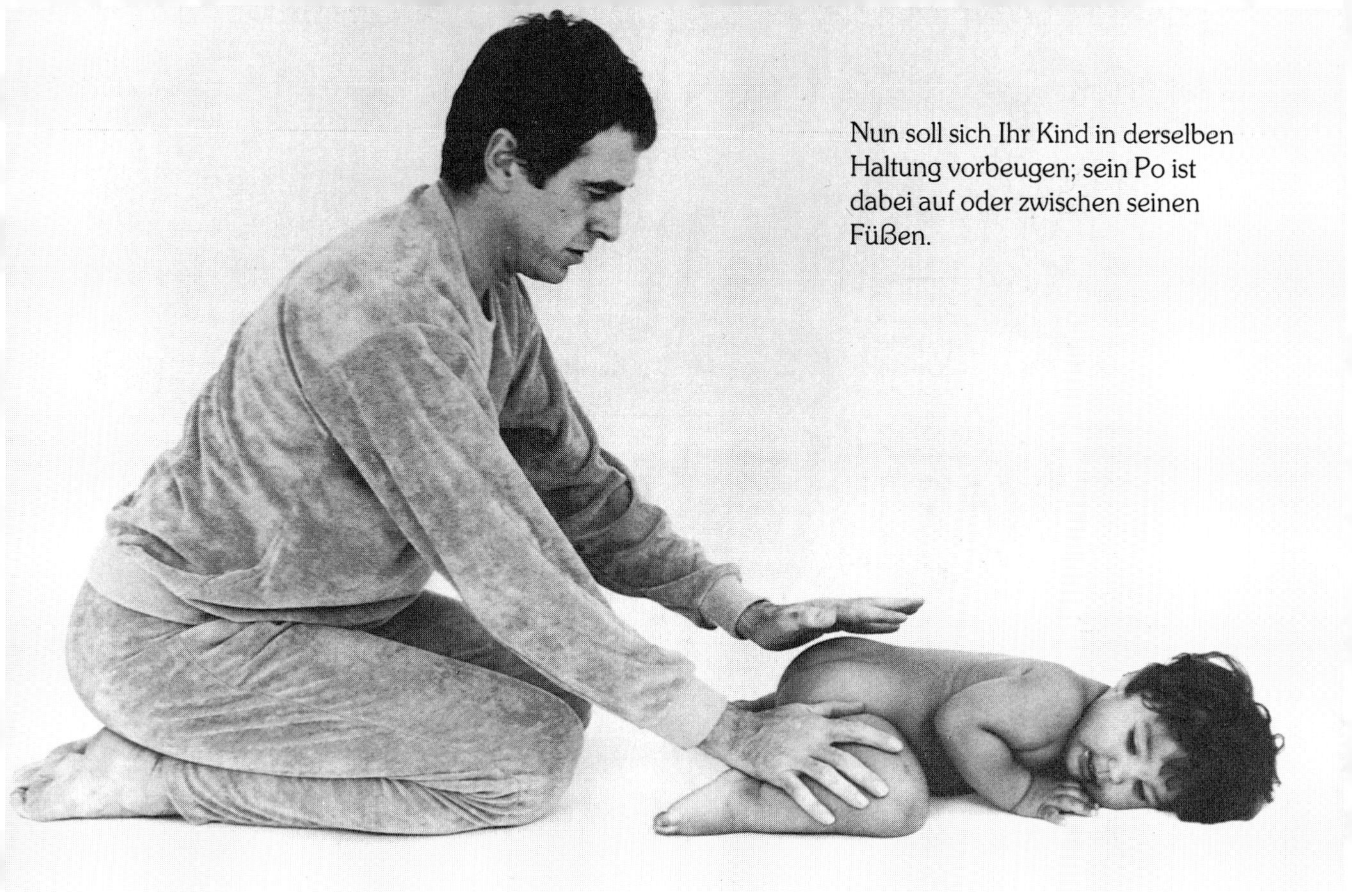

Ist diese Haltung für Ihr Kind
bequem, wiederholen Sie die
Übung für jede Körperseite ein-
zeln; dabei wird ein Bein gerade
ausgestreckt.

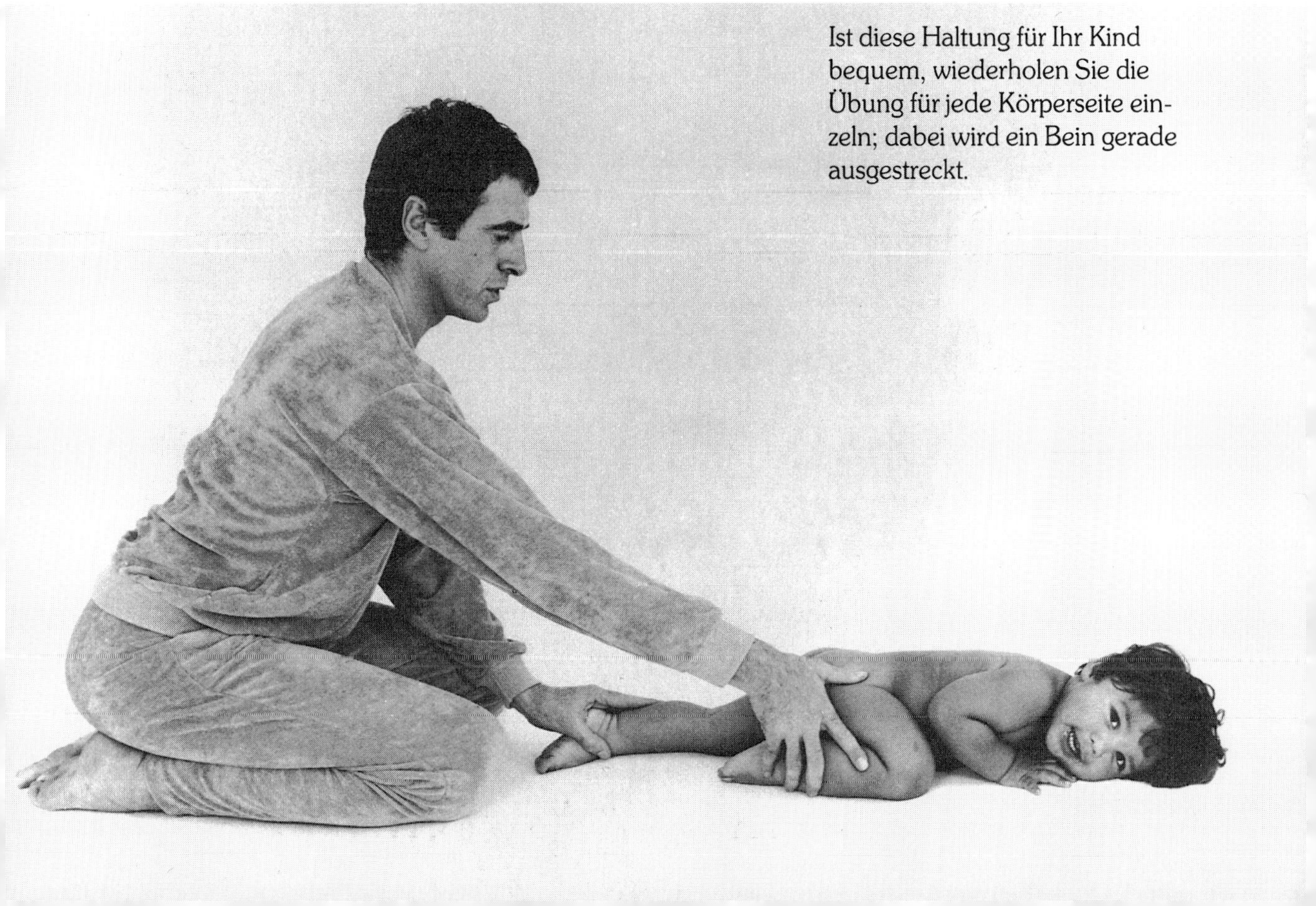

Eine perfekte Haltung.

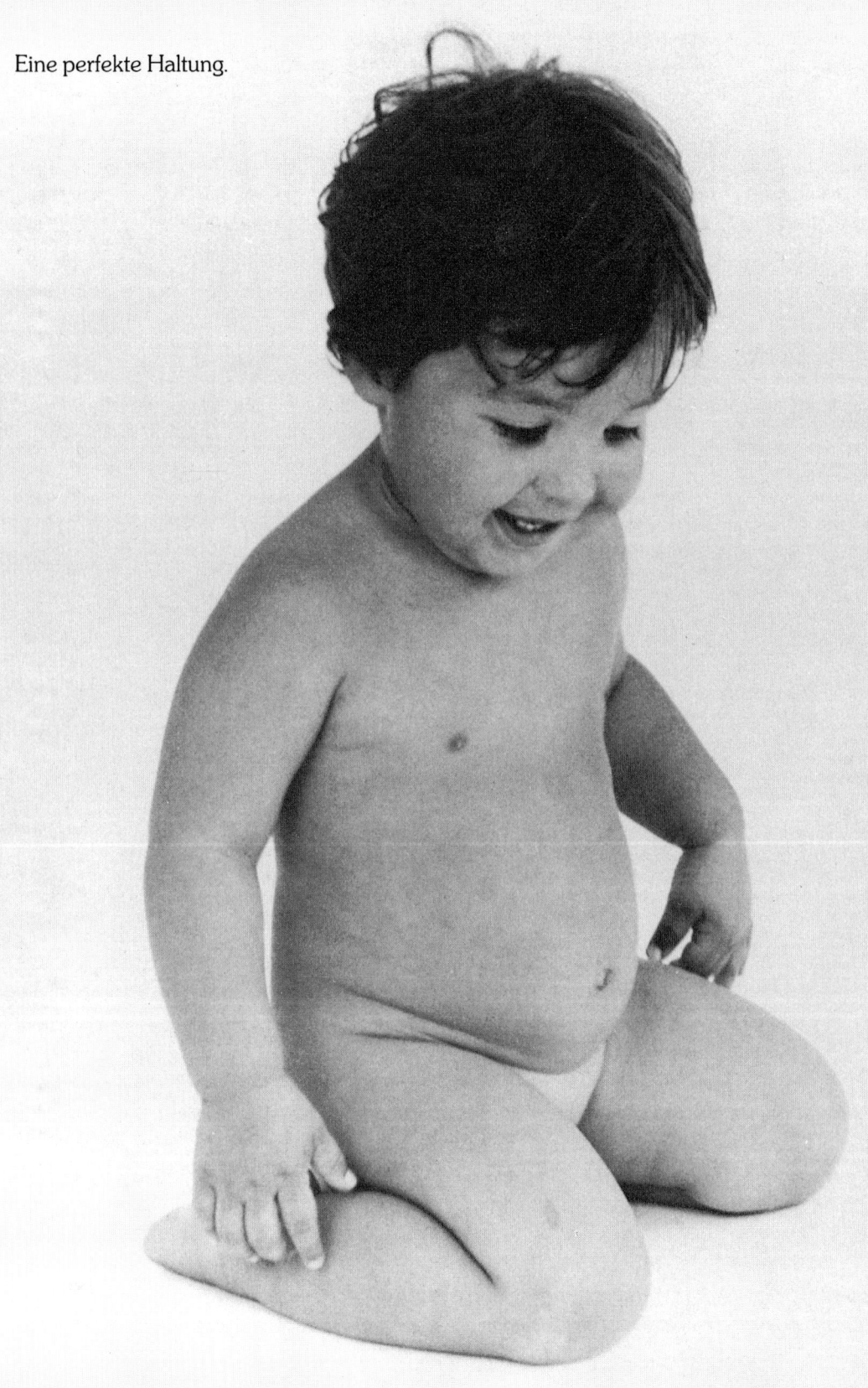

Beckenboden

Jede Mutter weiß, wie wichtig es ist, diese Muskeln bei der Geburt zu entspannen, und auch bei jeder festen oder flüssigen Ausscheidung, die durch den Beckenboden durchtritt, müssen sich die Beckenbodenmuskeln entspannen.

Die folgenden Übungen werden dafür sorgen, daß die Muskeln des Beckenbodens und Unterbauchs weiter elastisch bleiben, die Hüften gelenkig und der untere Teil der Wirbelsäule kräftig.

Serie 4

Ihr Kind setzt sich auf die Rückseiten seiner Beine; die Knie sind dabei gespreizt, die Fußsohlen liegen aneinander.

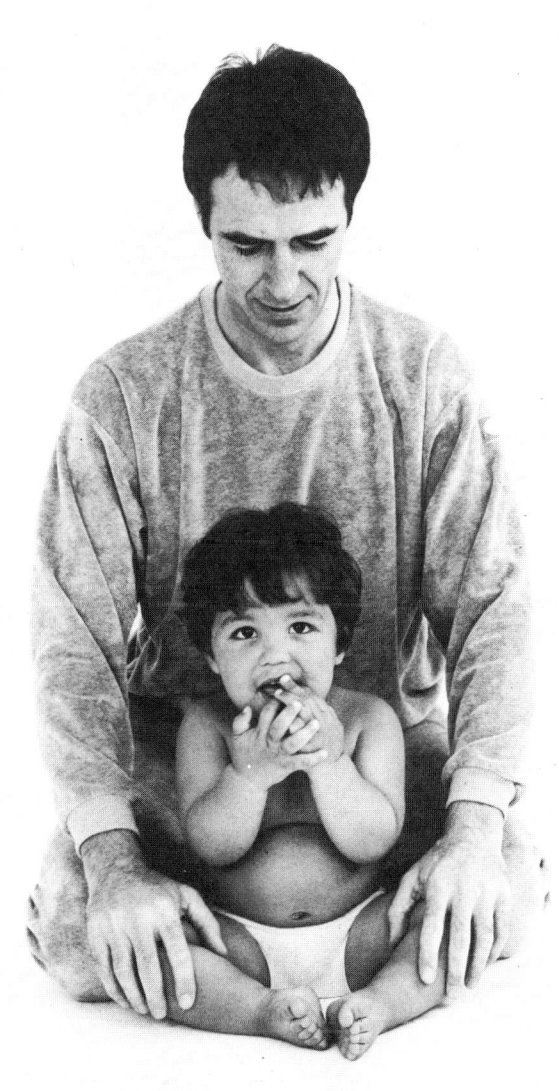

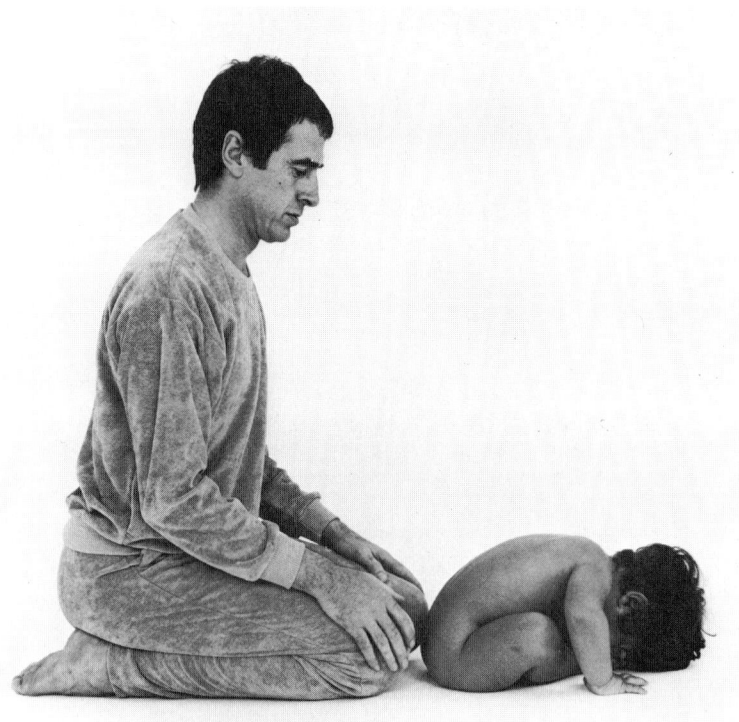

Ist diese Haltung bequem, fordern
Sie Ihr Kind auf, sich vorzubeugen.

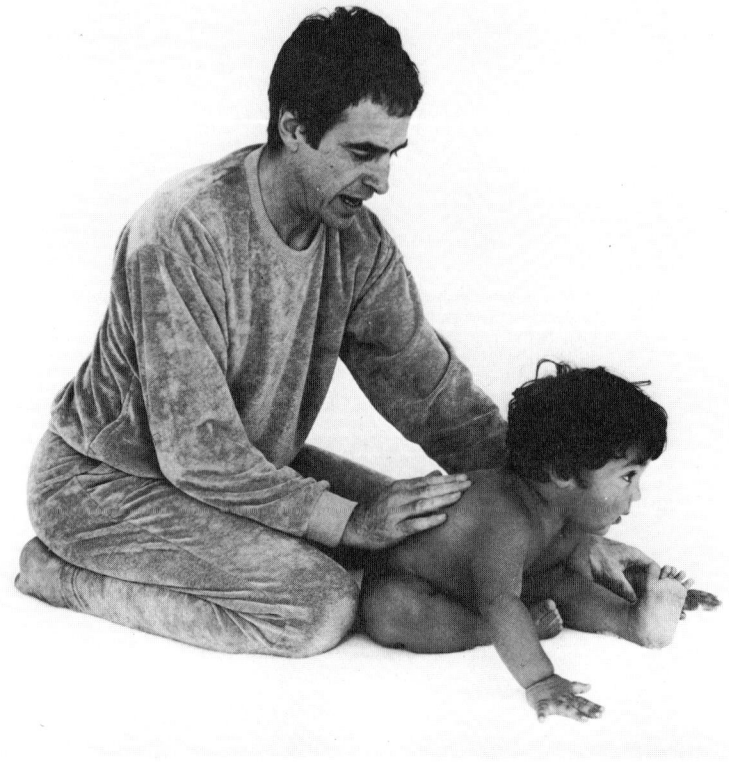

Nun soll sich Ihr Kind vorbeugen
und dabei ein Bein ausstrecken.
Lassen Sie es die Übung auch mit
dem anderen Bein wiederholen.

Eine perfekte Haltung.

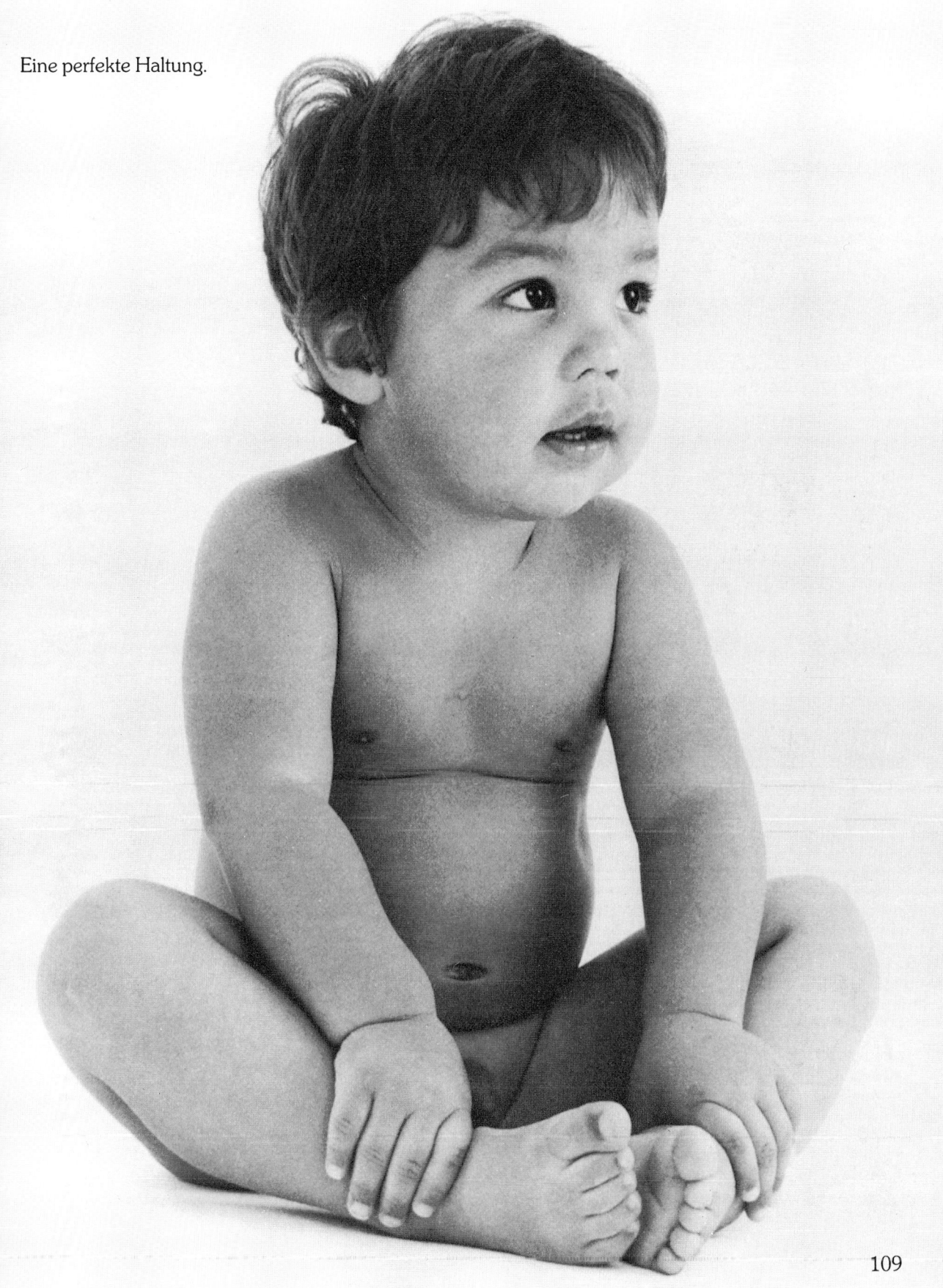

Nun geht Ihr Kind in die Hocke.

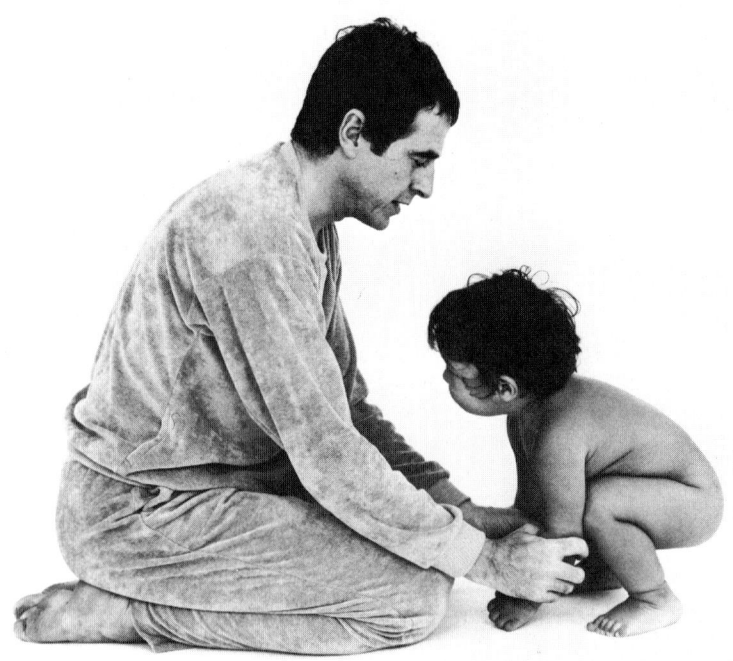

Ermuntern Sie Ihr Kind, sich in der Hocke vorzubeugen.

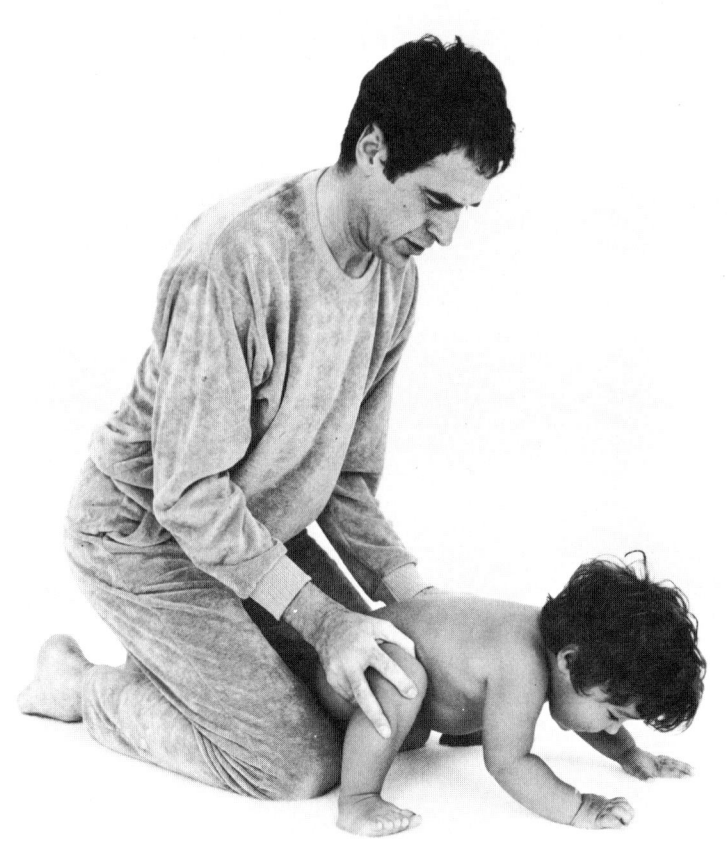

Wirbelsäule

Die Wirbelsäule, auch als »Shivas Zauberstab« und »Kalis Rebstock« bekannt, trägt und schützt das Nervensystem des Körpers, den Lebensbaum, der für alle geistige und körperliche Aktivität verantwortlich ist. Von jedem Wirbel gehen Spinalnerven aus, die sich verzweigen und jeden Körperteil erreichen. Die Biegsamkeit der Wirbelsäule ist entscheidend für die gesunde Funktion dieser Nerven, für die Flexibilität des Brustkorbs und seiner Atemkapazität und schließlich für die Entspannung des Bauchs und eine gute Verdauung.

Die folgenden Übungen bauen aufeinander auf. Vergewissern Sie sich bei jeder Serie, daß Ihr Kind die erste Haltung bequem schafft, und gehen Sie erst dann zur nächsten über.

Kopf und Hals

Serie 5

Ihr Kind wendet Ihnen sein Gesicht zu; der Kopf ist in einer geraden Linie mit dem Körper ausgerichtet. Heben Sie seinen Rücken und stützen Sie ihn mit Ihren Beinen ab, so daß Ihr Kind auf den Schultern steht.

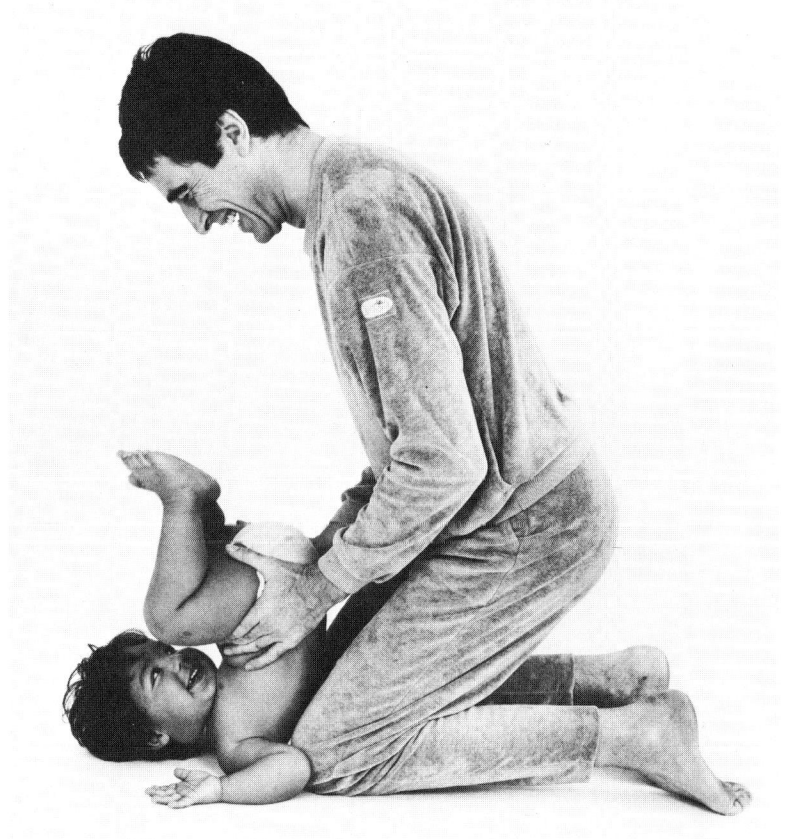

Ist das bequem, heben Sie Ihr Kind
an den Beinen weiter hoch auf den
Hals und die Schultern; es schaut
dabei weiter nach vorn.

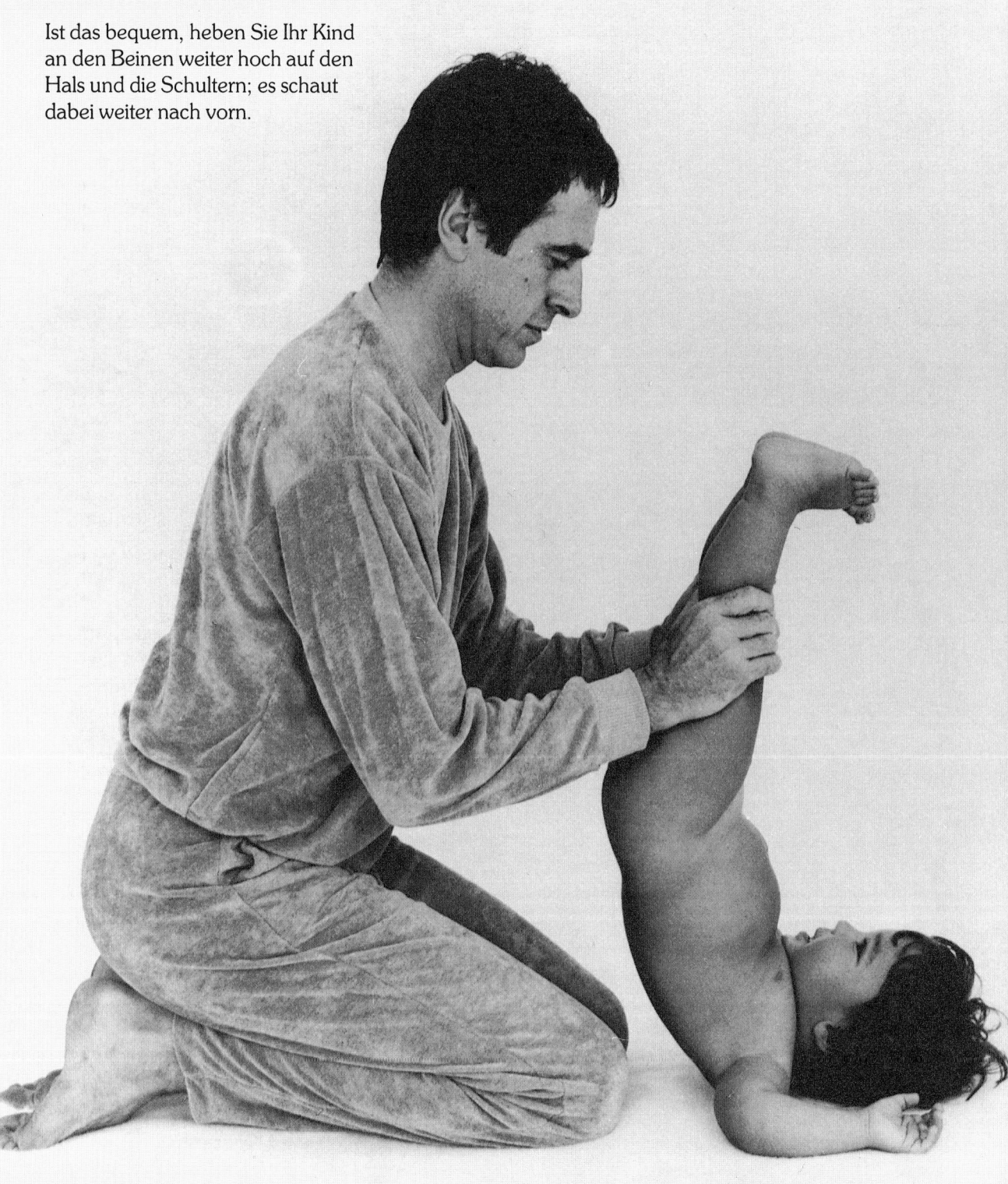

Wenn Ihr Kind mag, soll es die
Beine über dem Kopf halten und
dabei immer noch nach vorn
schauen.

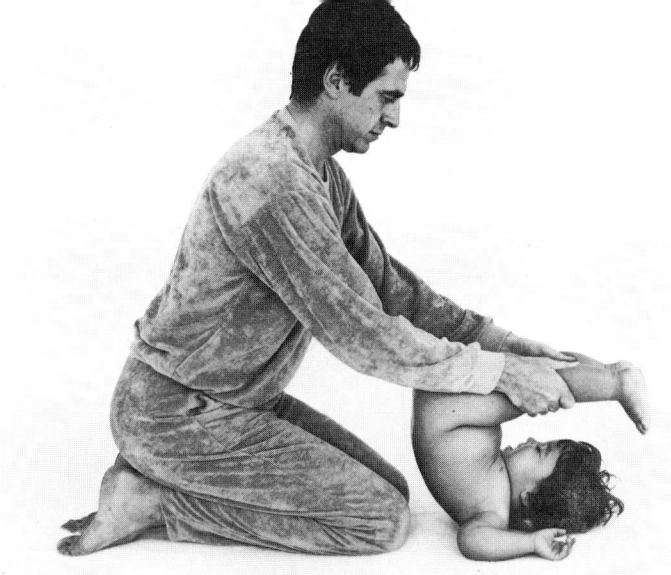

Ist das bequem, lassen Sie Ihr Kind
seine Beine immer weiter über den
Kopf schieben, bis es den Fußboden antippt; immer schaut es dabei
nach vorn.

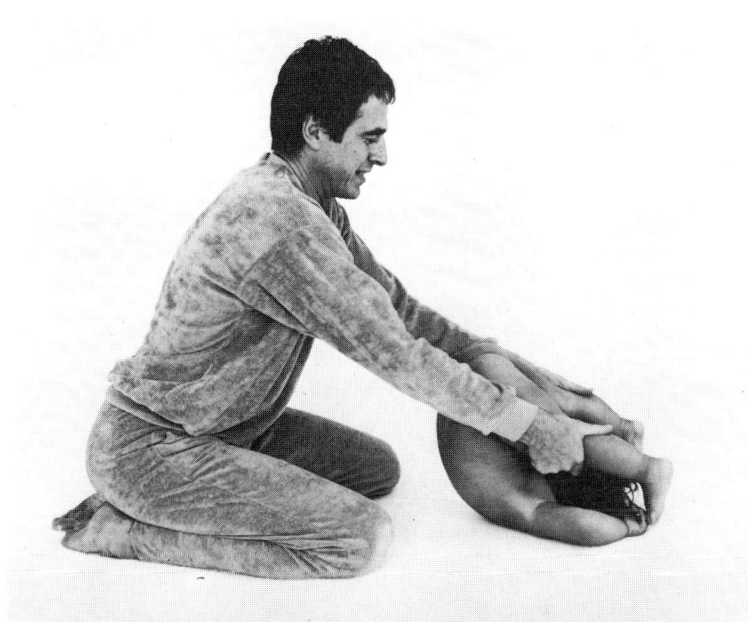

Halten Sie seinen Kopf an beiden
Seiten fest und entspannen Sie die
Muskeln der Wirbelsäule, indem
Sie am Kopf ziehen und ihn wieder
loslassen, so daß der ganze Körper
leicht vorwärts und wieder zurück
schaukelt.

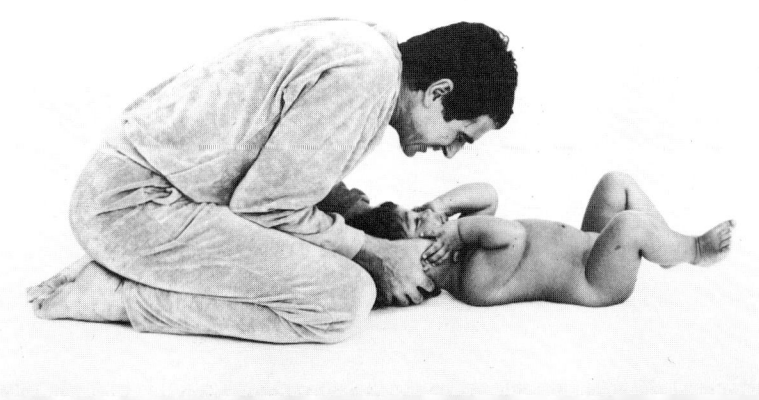

Lassen Sie dann Ihr Kind einen
Kopfstand machen; stützen Sie es
dabei in der Taille und tragen Sie
sein Gewicht mit.

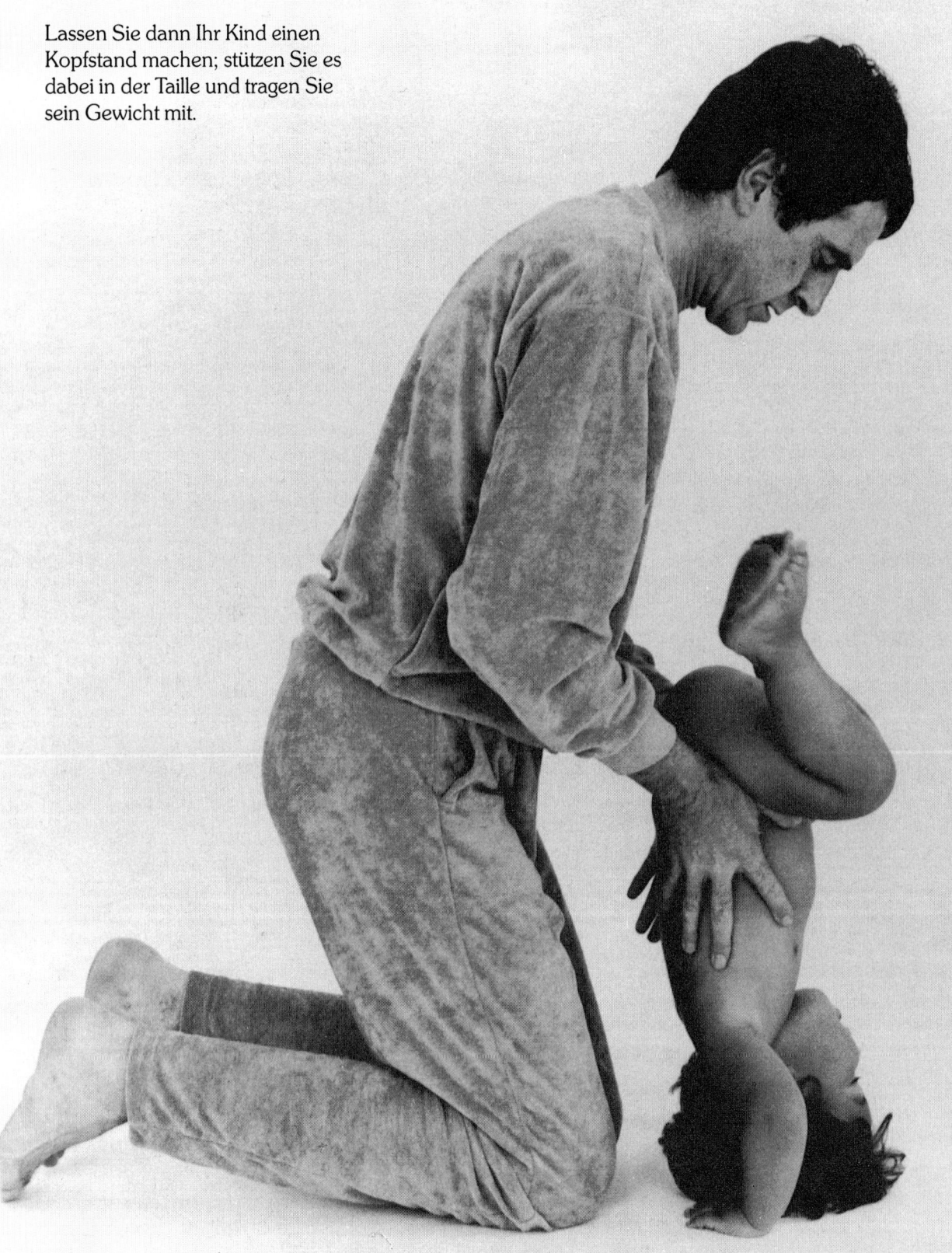

Ist das bequem, lassen Sie Ihr Kind
auf dem Kopf stehen und helfen
ihm sein Gewicht tragen, indem
Sie seine Beine oberhalb der Knöchel umfassen.

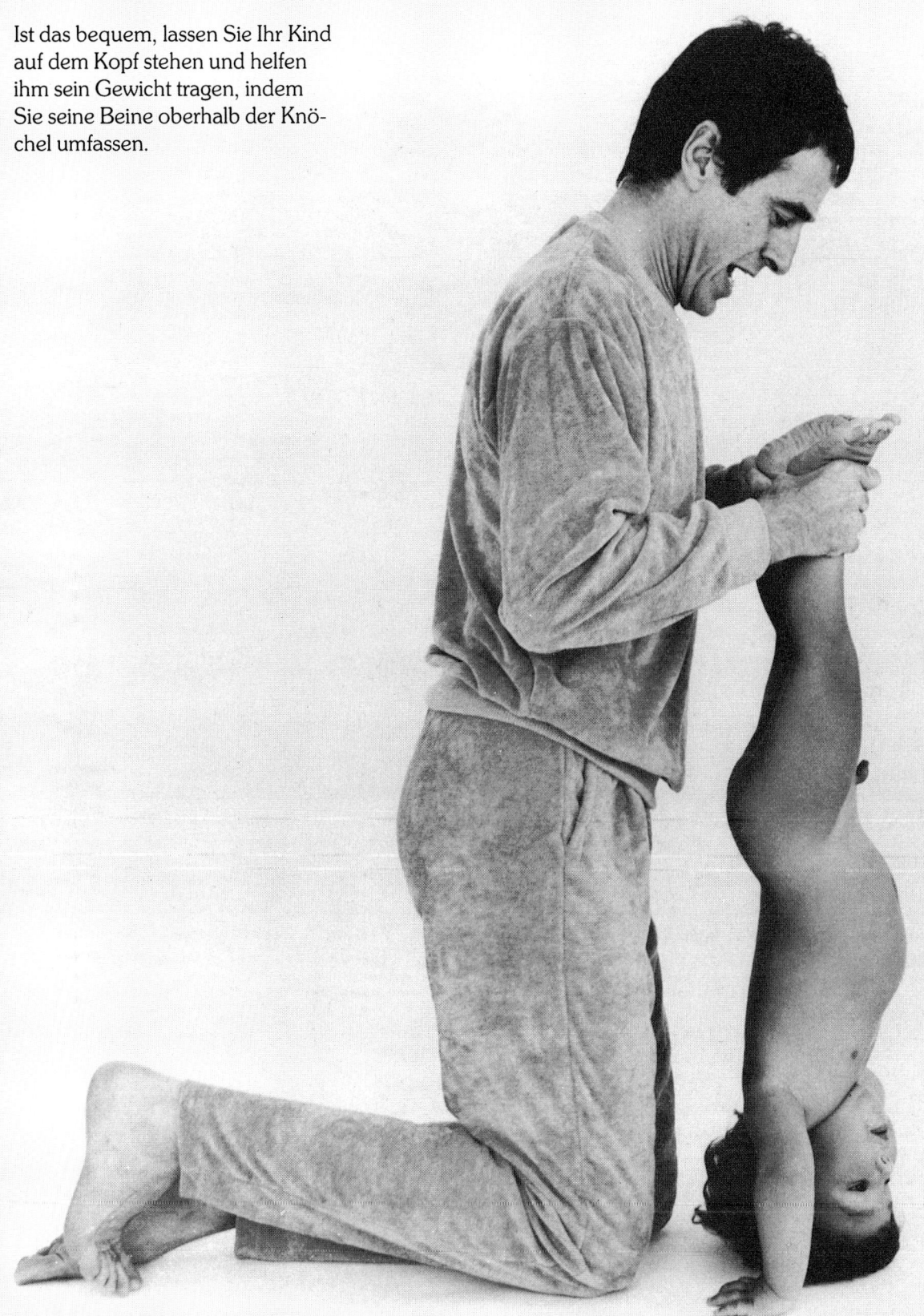

115

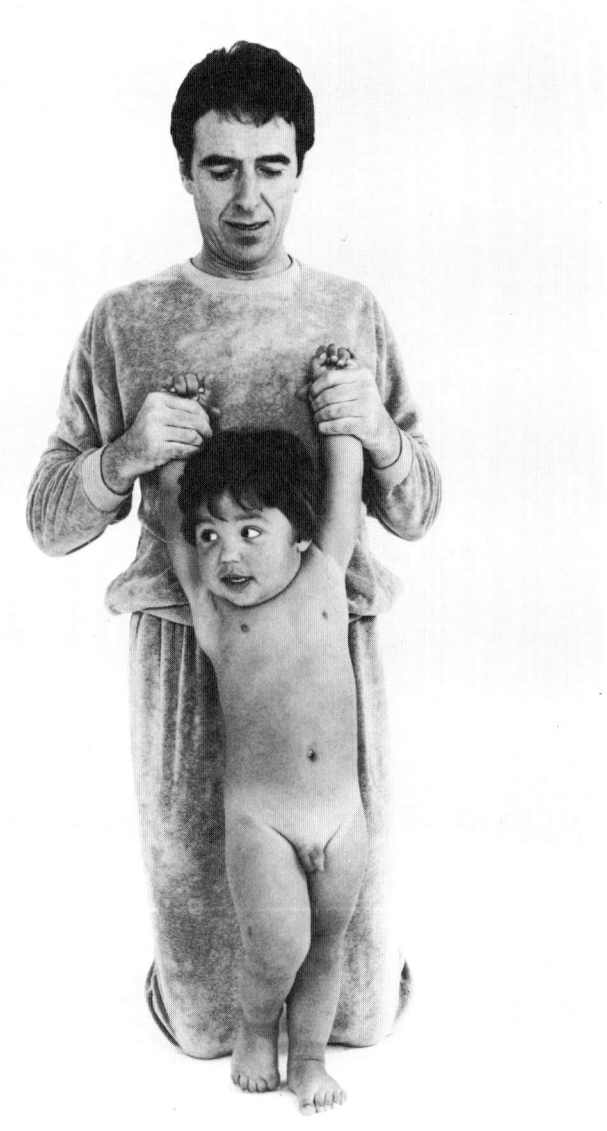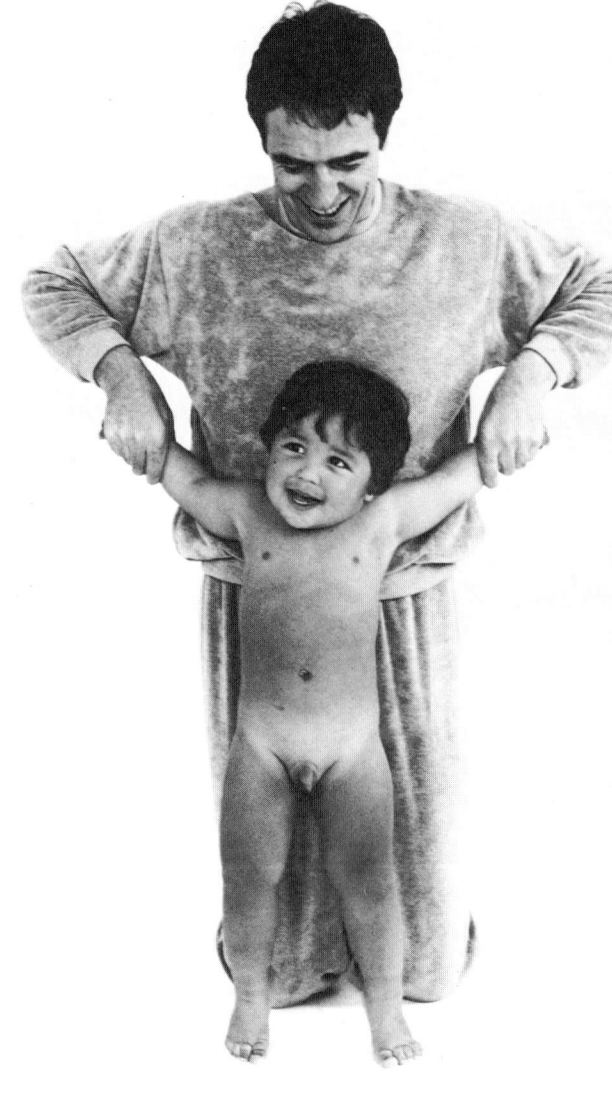

Brustkorb und Schultern

Serie 6

Fassen Sie Ihr Kind fest an den
Unterarmen oberhalb der Handgelenke. Nun lassen Sie es die Arme
schulterbreit senkrecht hochstrekken, neben den Ohren; die Füße
bleiben am Boden.

Nun öffnet es die Arme so, daß sie
mit den Schultern eine Linie bilden; die Füße halten Bodenkontakt.

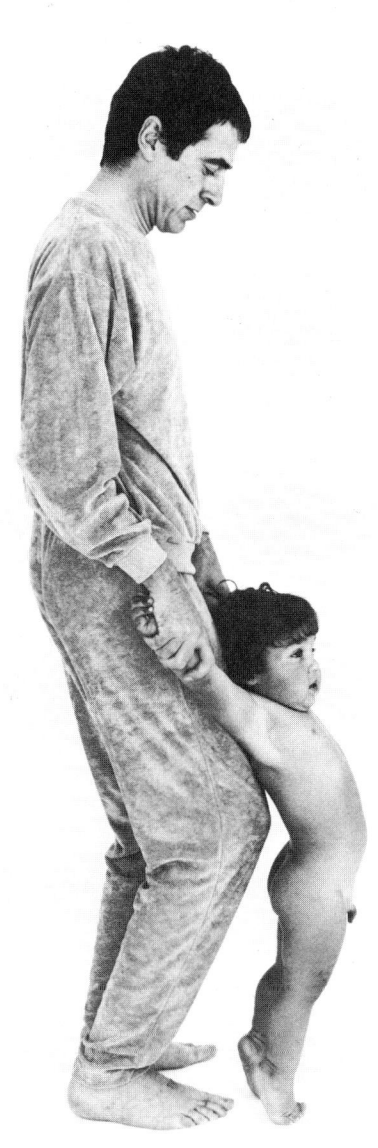

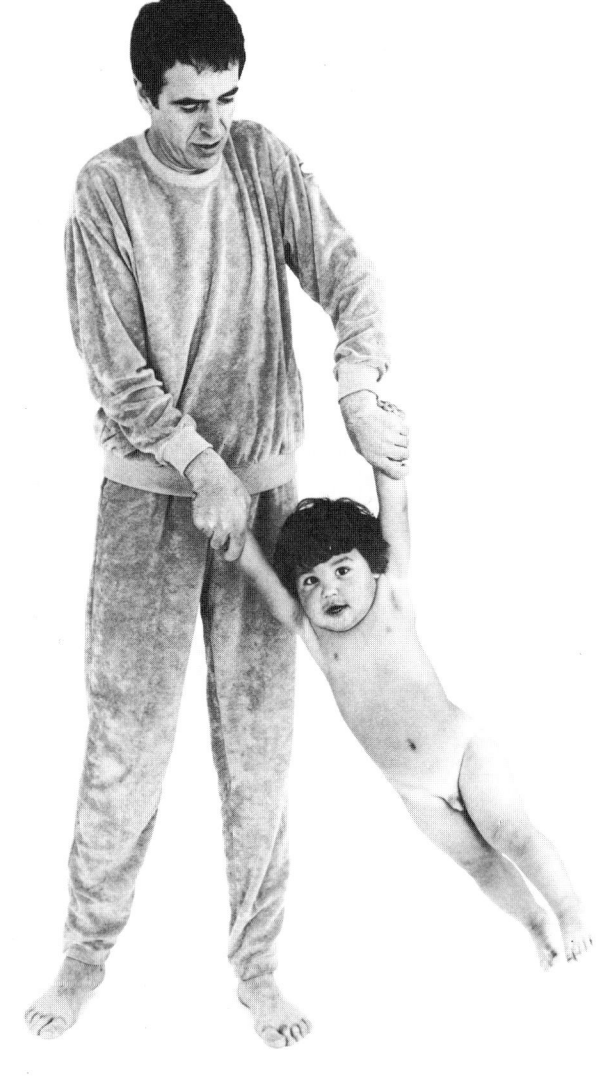

Ist das bequem, drücken Sie mit
Ihren Oberschenkeln den oberen
Teil des Rückens leicht nach vorn;
die Füße Ihres Kindes bleiben am
Boden.

Schwingen Sie Ihr Kind dann
behutsam ein- bis zweimal von
einer Seite auf die andere; umfassen Sie dabei fest die Unterarme
oberhalb des Handgelenks.

Nun lassen Sie Ihr Kind auf den
Händen stehen. Halten Sie dabei
seinen Körper schräg, wie gezeigt,
damit es den Kopf ein gutes Stück
vom Boden abhebt, und umfassen
Sie fest die Waden oberhalb der
Knöchel.

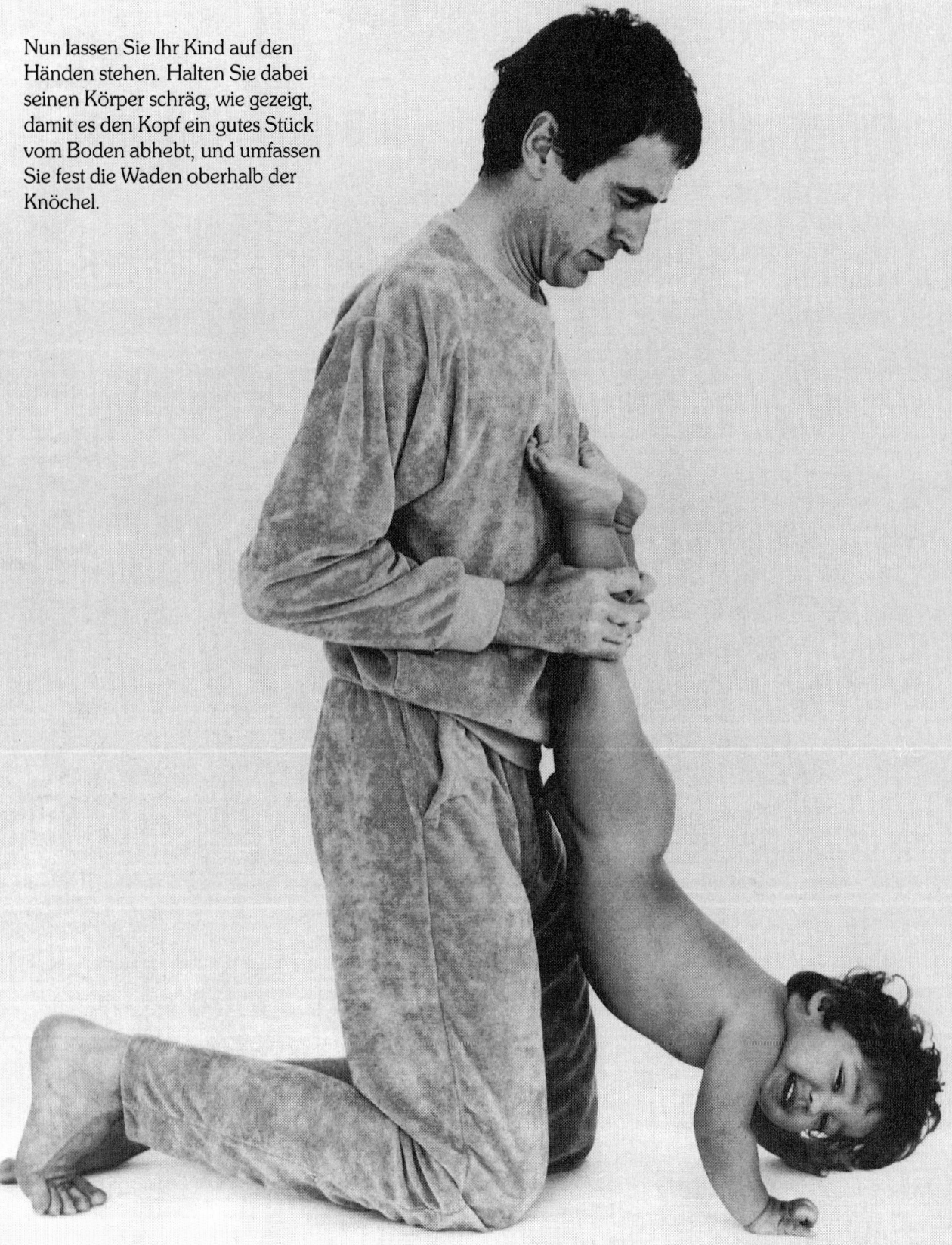

Ob die Wirbelsäule gesund und flexibel ist, läßt sich daran erkennen, ob eine »Brücke« gelingt. Die anschließende Übungsfolge ist eine gute Vorbereitung dazu.

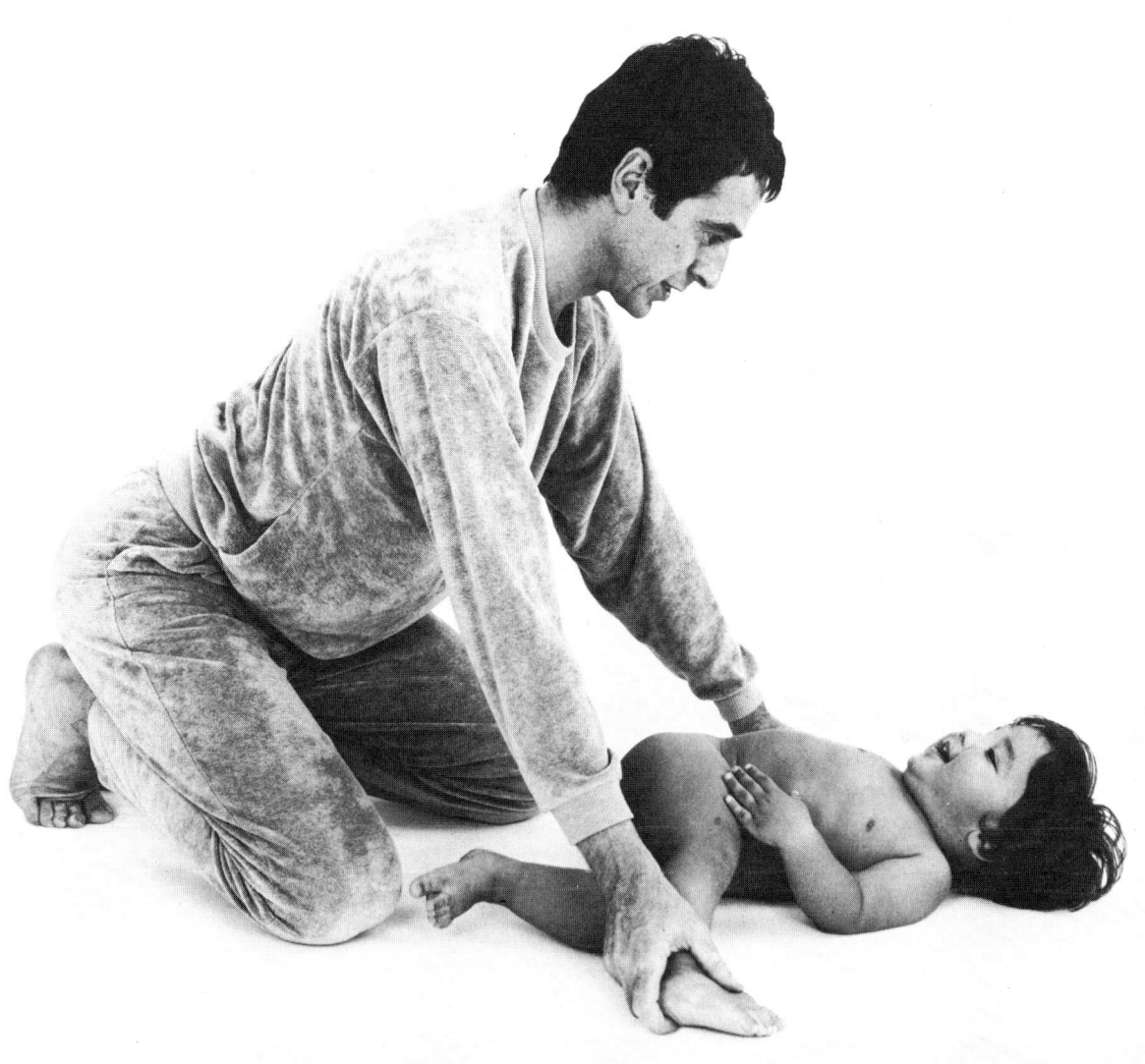

Wirbelsäule
Serie 7

Zur Entspannung halten Sie erst einmal den seitlich ausgestreckten rechten Arm Ihres Kindes an der Hand am Boden und rollen die rechte Hüfte und das rechte Bein vorsichtig nach links. Mit der anderen Seite wiederholen.

Nun legen Sie sich Ihr Kind über
Ihre Beine und lassen es sich
zurückbeugen.

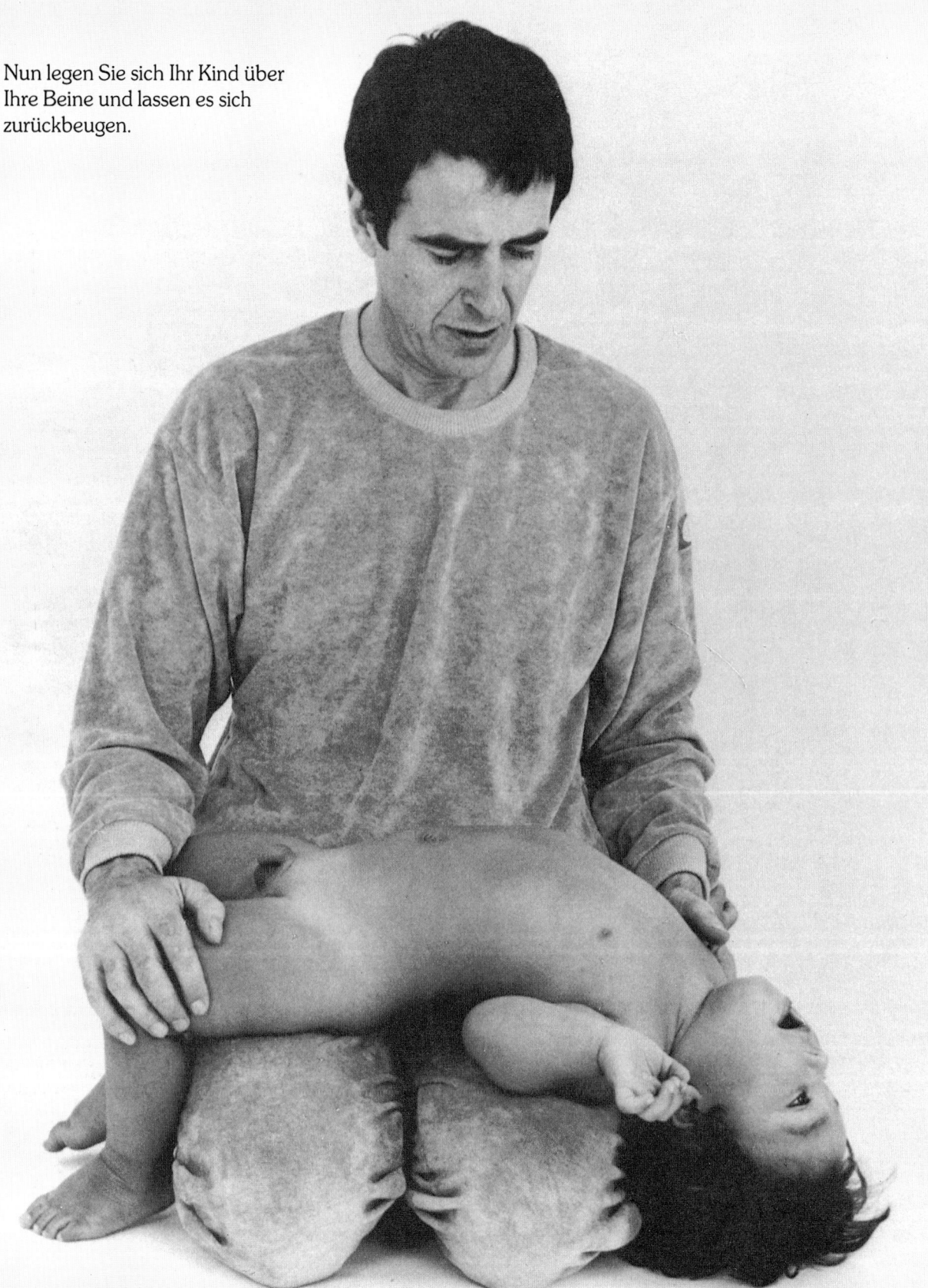

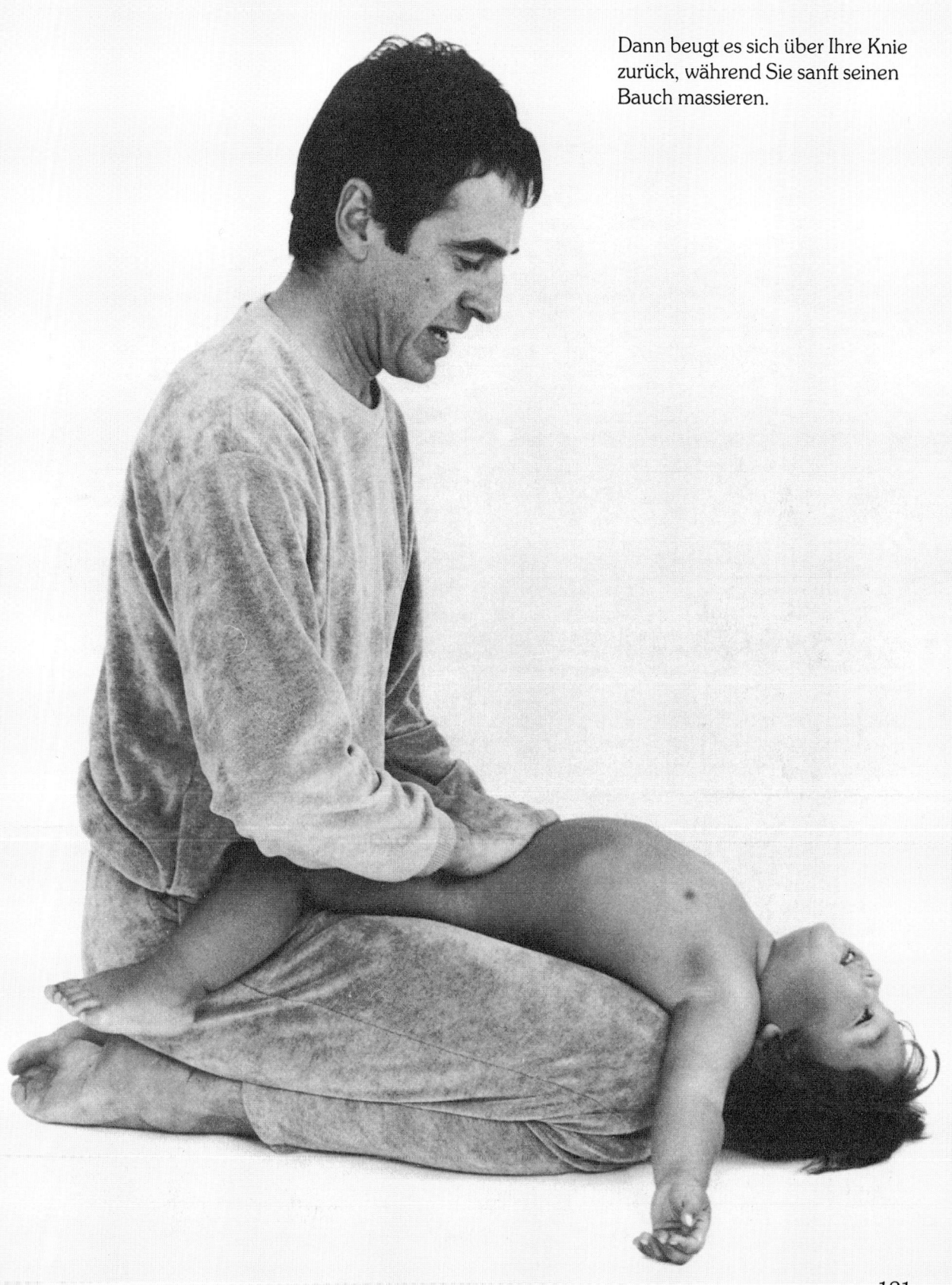

Dann beugt es sich über Ihre Knie
zurück, während Sie sanft seinen
Bauch massieren.

121

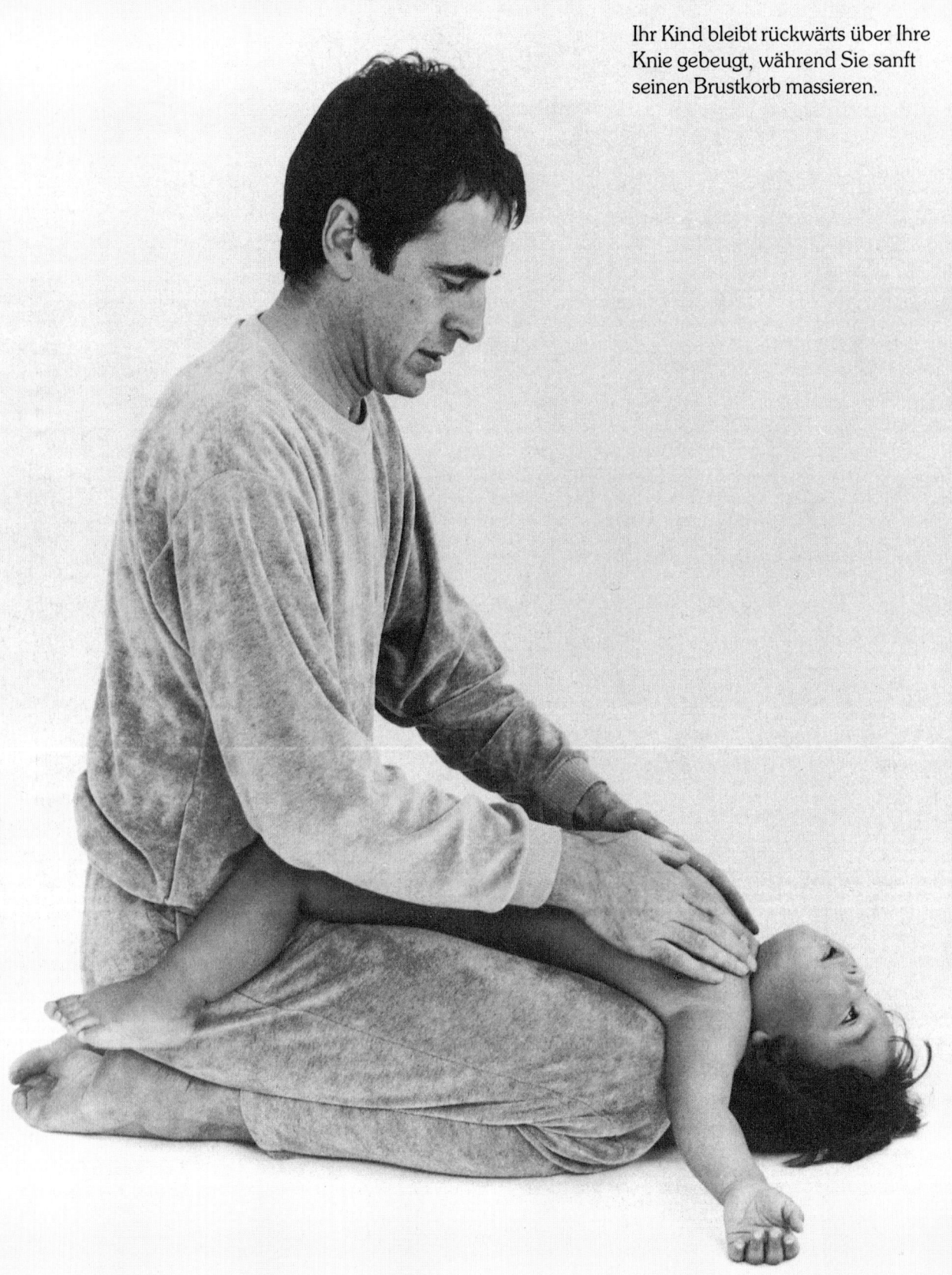

Ihr Kind bleibt rückwärts über Ihre Knie gebeugt, während Sie sanft seinen Brustkorb massieren.

Ihr Kind umschließt mit seinen Beinen Ihre Taille. Sie fassen es seitlich am unteren Teil des Brustkorbs und stützen so die Mitte des Rückens ab. Nun soll sich Ihr Kind weit nach hinten beugen.

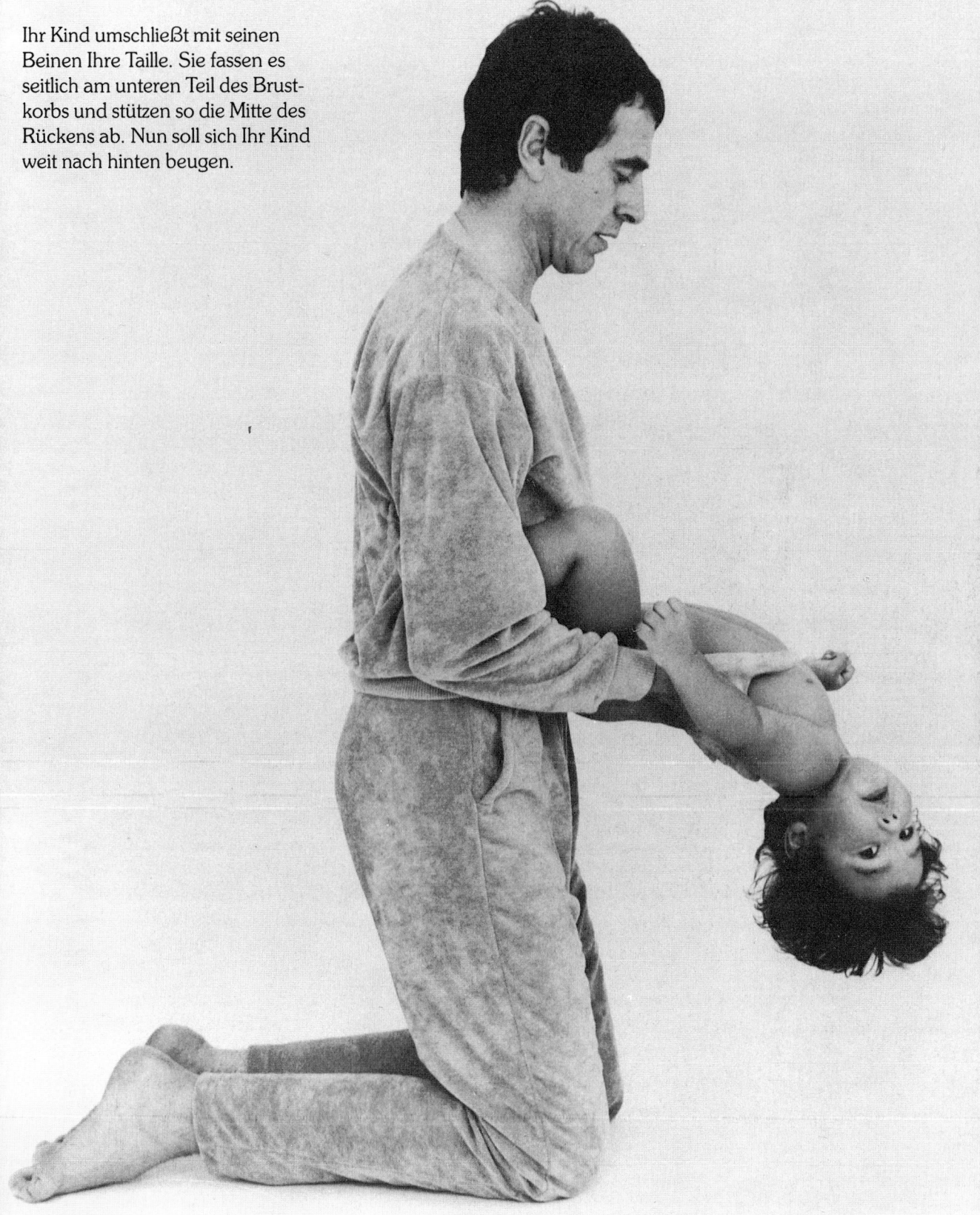

Ziehen Sie in Rückenlage Ihre
Beine an. Halten Sie Ihr Kind an
den Hüften und ermuntern Sie es,
den oberen Teil des Rückens über
Ihre Knie zurückzubeugen.

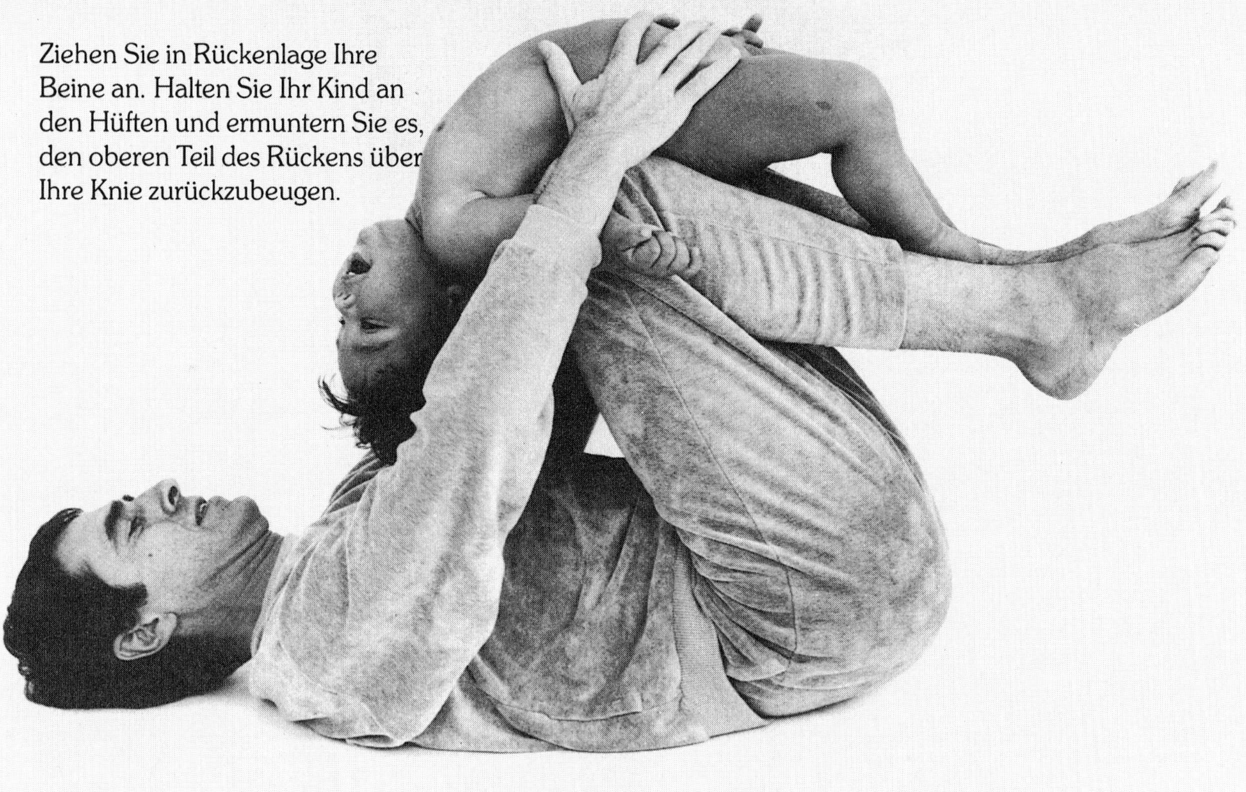

Ziehen Sie in Rückenlage Ihre
Beine an. Ihr Kind lehnt sich gegen
Ihre Unterschenkel; umfassen Sie
dabei seine Arme oberhalb der
Handgelenke und ziehen Sie sie
sanft nach hinten.

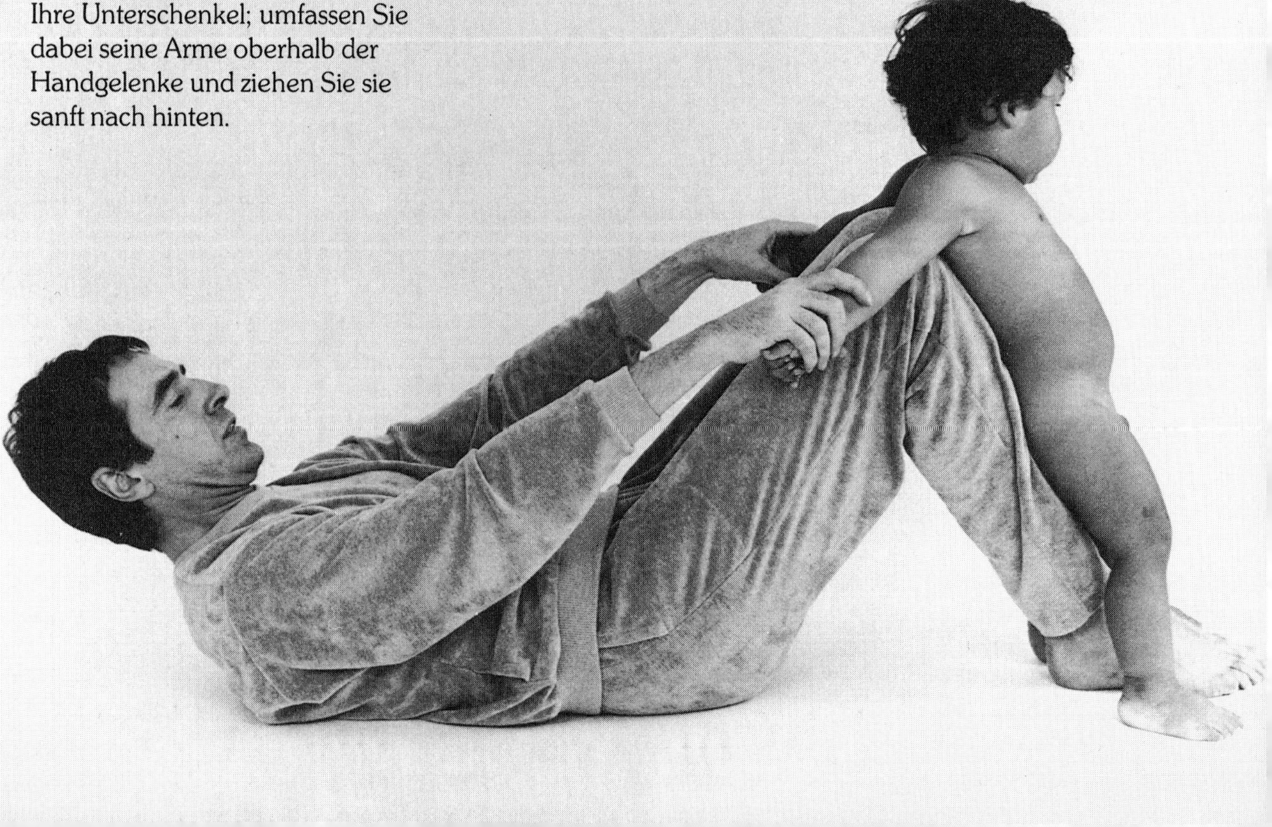

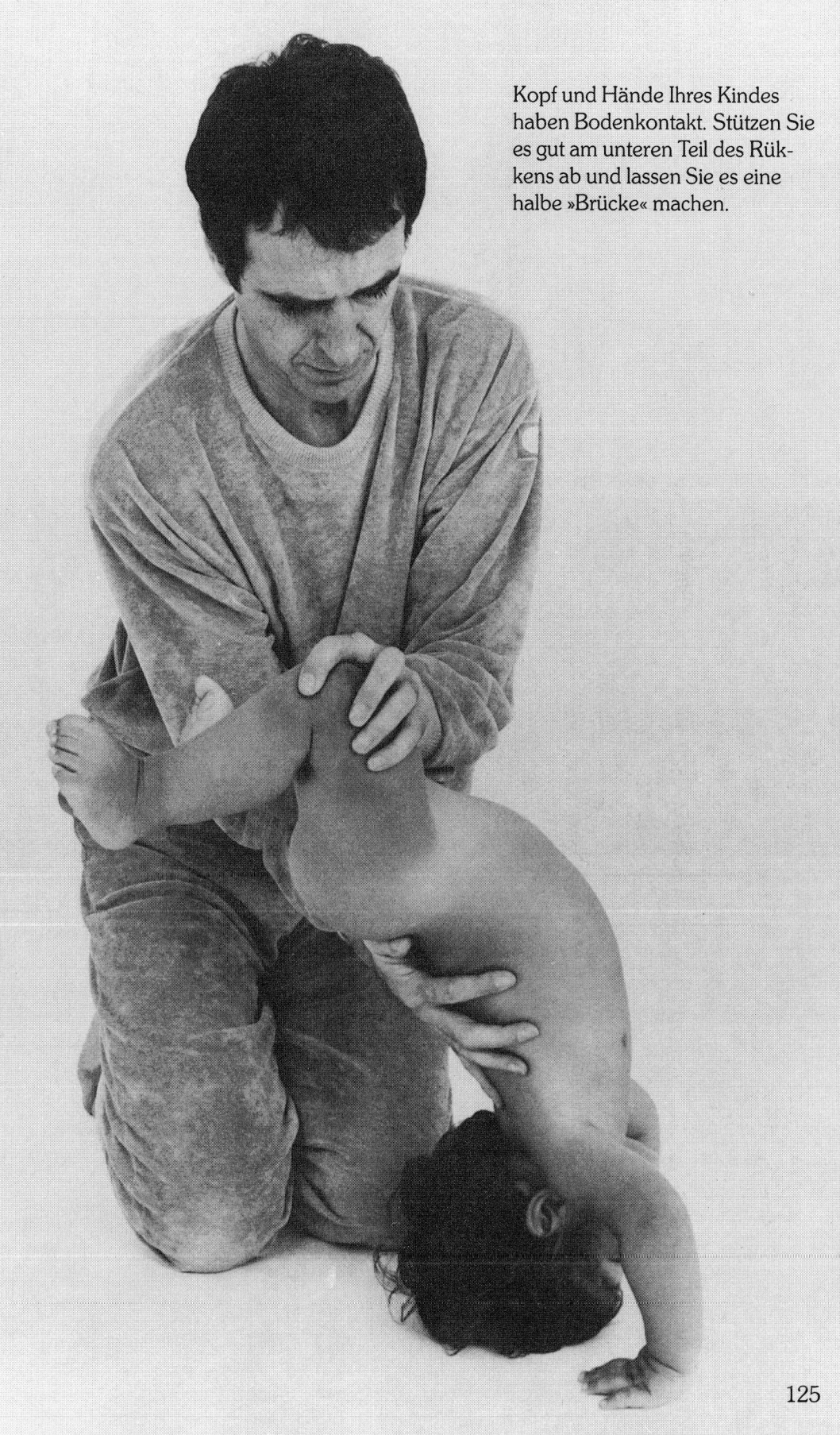

Kopf und Hände Ihres Kindes
haben Bodenkontakt. Stützen Sie
es gut am unteren Teil des Rük-
kens ab und lassen Sie es eine
halbe »Brücke« machen.

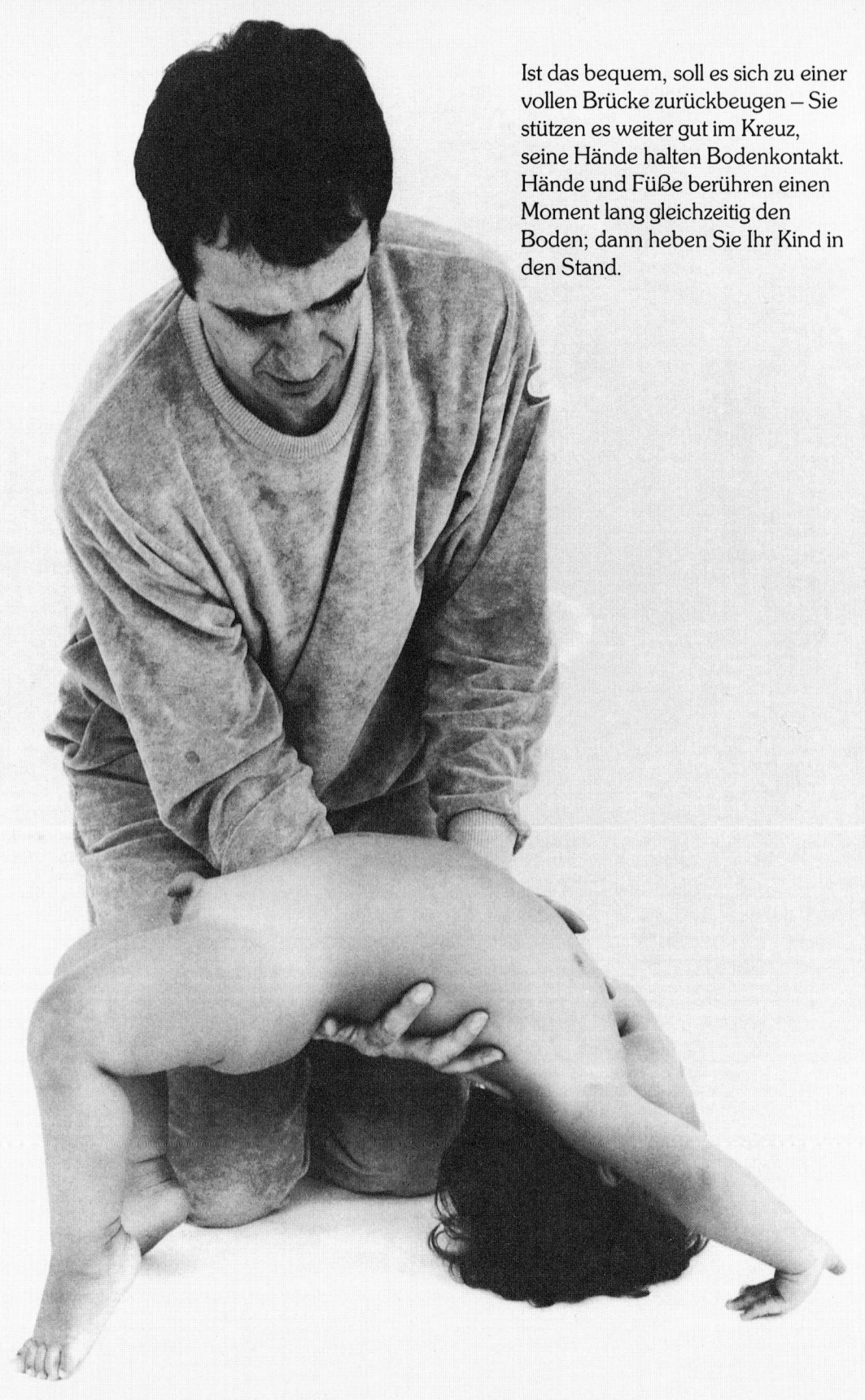

Ist das bequem, soll es sich zu einer vollen Brücke zurückbeugen – Sie stützen es weiter gut im Kreuz, seine Hände halten Bodenkontakt. Hände und Füße berühren einen Moment lang gleichzeitig den Boden; dann heben Sie Ihr Kind in den Stand.

Autor und Verlag möchten hier nochmals darauf hinweisen, daß Sie die in diesem Buch beschriebenen Übungen niemals erzwingen sollten, noch sollten Sie darauf bestehen, wenn sie Ihrem Kind in irgendeiner Weise unangenehm sind. Üben Sie nicht unmittelbar nach einer Mahlzeit, und machen Sie keine Übungen, in denen der Kopf nach unten hängt, wenn eine Ohren- oder Augeninfektion vorliegt oder der Verdacht darauf besteht.

Ein spezieller Dank an:

Fiona und Jason, Beatrice und Laura, Christine und Hero, Meg und Christopher, Mary und Graham, Orla und Elliott, Janine und Jack, Marianne und Stephen, Francesca und Portia, Eva und Tyco, Club Sport, Sirens, Roy Victor Studios, Jeb und Michael.

Empfohlene Bücher

Arthur Balaskas, Peter Walker, Babygymnastik, München 1987.

B.K.S. Iyengar, Licht auf Yoga. Bern 1975.

Hugh Jolly, Das gesunde Kind. München 1975.

Frédérick Leboyer, Sanfte Hände. Die traditionelle Kunst der indischen Baby-Massage. München [8]1987

Joseph Chilton Pearce, Die magische Welt des Kindes, Köln 1978.

Vimala Schneider, Baby-Massage. Praktische Anleitung für Mütter und Väter. München 1985